Medizin und Mitgefühl

Klaus-Dieter Platsch (Hg.)

Medizin und Mitgefühl

Eine Dokumentation der Veranstaltung „Medizin und Spiritualität" auf der Fraueninsel im Chiemsee/Oberbayern vom 30. April - 2. Mai 2010 mit Beiträgen von

Maximilian Gottschlich
Christina Kessler
Anna Platsch
Klaus-Dieter Platsch
Alexander Radinger

Eine Publikation des Instituts für Integrale Medizin
Bad Endorf
Originalausgabe
ISBN 978 3 8423 3173 0

© 2010 klaus-dieter platsch
Umschlaggestaltung: klaus-dieter platsch
unter Verwendung der Abbildung „Ambiente spaziale" von Lucio Fontana mit
freundlicher Genehmigung des Richter-Verlags, Düsseldorf
Nachdruck oder Verwendung in anderen Medien nur mit schriftlicher
Genehmigung
Herstellung und Verlag: Books on Demand GmbH, Norderstedt
Printed in Germany

Inhalt

Vorwort zur 6. Tagung 2010

Das vorliegende Buch ist eine Dokumentation der Beiträge zum Thema „Medizin und Mitgefühl" im Rahmen der Tagungsreihe *Medizin und Spiritualität* auf der Fraueninsel im Chiemsee/Oberbayern vom 30. April – 2. Mai 2010.

Im Zentrum ärztlichen Handelns steht die Fähigkeit zum Mitgefühl. Die immensen Fortschritte der modernen, konventionellen Medizin können sich nur auf dem Boden menschlichen Mitfühlens und liebender Empathie voll entfalten.

Die Beiträge der eingeladenen Referentinnen und Referenten aus Medizin, Wissenschaft, Kultur und Spiritualität unterstreichen die zentrale Bedeutung ärztlich-therapeutischen Mitgefühls für eine anteilnehmende und heilsame Medizin. So gilt mein besonderer Dank allen Vortragenden: Maximilian Gottschlich aus Wien, Christina Kessler auch München, Anna Platsch aus Eggstätt und Alexander Radinger aus Wien, sowie für die musikalische Begleitung und Inspiration Alev Kowalzik aus Bad Neustadt a. d. Saale.

Aus den unterschiedlichsten Perspektiven deuten alle Vorträge und Diskussionsbeiträge in eine zentrale Richtung: Mitgefühl in seiner tieferen Form erweist sich als Türöffner für einen notwendigen und anstehenden Paradigmenwechsel in der Medizin. Diese Neue Medizin überwindet durch eine authentische und mitfühlende Haltung derjenigen, die einen Heilberuf ausüben, die Trennung des Menschen von seiner Quelle und verbindet ihn so mit seiner wichtigsten Heilungsressource.

Natürlich lassen sich in einem Buch nicht die Herzensatmosphäre und die Tiefe und Stille unseres Zusammenseins unmittelbar wiedergeben – und doch spürt man auch in den geschriebenen Vorträgen die Kraft einer großen, heilenden Vision. So lohnt es sich, diese Schätze und Geschenke mitfühlenden Bewusstseins noch einmal nachzulesen.

An dieser Stelle möchte ich meinen herzlichen Dank auch all denjenigen aussprechen, die beim Zustandekommen der Tagung durch ihre tatkräftige und liebevolle Mithilfe beteiligt waren. Stellvertretend für alle Ungenannten möchte ich hier Angelika Künzner für die Tagungsorganisation, Petra Kaufmann für die Organisation vorort und die Transkription von Texten, Holger Sonntag für die CD-Dokumentation und Sascha Dow für die Betreuung der Tonanlage danken. Ebenso dem Kloster Frauenchiemsee, allen voran Frau Scholastica, die uns immer offen willkommen geheißen und als Leiterin des Seminarhauses in allen Belangen unterstützt hat.

Bad Endorf im Herbst 2010   *Klaus-Dieter Platsch*

Nicht vergessen, maßlos zu lieben: das ist das einzig richtige Maß.

Christiane Singer

Medizin und Mitgefühl
– Entwicklung und Stufen heilsamer Anteilnahme

Klaus-Dieter Platsch

WENN ES AN MITGEFÜHL FEHLT

„Sie werden keine Kinder bekommen, sie haben Endometriose", erklärte der Arzt einer Frau nach der gynäkologischen Bauchspiegelung. „Finden Sie sich damit ab!" Über zwanzig Jahre danach bricht dieselbe Frau noch in Tränen aus, als sie mir davon in meiner Praxis erzählt. „Keine Kinder bekommen zu können ist schon schwer genug zu verkraften. Aber diese Gleichgültigkeit des Arztes mir gegenüber in meiner größten Verletzlichkeit verfolgt mich bis heute."
Solche Geschichten gibt es endlos viele und ich bin sicher, Sie kennen sie selbst in der einen oder anderen Weise.

DIE HEILSAME KRAFT VON MITGEFÜHL UND LIEBE

Abstrakte Technologie oder die bloße Verschreibung von Arzneimitteln ohne eine annehmende menschliche Dimension kann nur einen sehr begrenzten Beitrag zum Heilungsgeschehen erbringen. Mitfühlende Anteilnahme und menschliche Präsenz dagegen sind Faktoren, die Vertrauen im Patienten bewirken und die die ihnen selbst innewohnenden Heilungskräfte mobilisieren können. Welch erheblichen Einfluss der Rückgriff auf das gesunde Potenzial im Menschen entfaltet, hat uns *Aaron Antonovsky* mit der Erforschung der Salutogenese aufgezeigt.[1] Und die neuere Forschung der Psychoneuroimmunologie hat inzwischen die heilsamen Effekte positiver Einstellungen und Haltungen, der Gefühle von Anteilnahme, Liebe und Geborgenheit auf das Immunsystem und damit die Heilungskapazität nachgewiesen.

Wenn wir die Begriffe Anteilnahme und Mitgefühl als eine Form von Liebe qualifizieren, dann liegen auch für den Zusammenhang von Liebe und Gesundheit viele Studien vor, die vor allem der amerikanische Arzt *Dean Ornish* gesammelt und in seinen Büchern publiziert hat.

So entwickeln nach einer Studie der Yale-Universität Menschen, die sich im Leben geliebt fühlten und denen andere Menschen beistanden, beträchtlich weniger Stenosen der Koronararterien als diejenigen, bei denen das nicht der Fall war.[2] Und das völlig unabhängig von den typischen Risikofaktoren.

Eine weitere Studie mit Havard-Studenten zeigte den Einfluss von Geborgenheit und emotionaler Wärme im Elternhaus auf die spätere Gesundheit. Nach fünfunddreißig Jahren sah man bei denjenigen, deren Beziehung zu den Eltern warmherzig war, ei-

---

[1] Aaron Antonovsky: Salutogenese – Zur Entmystifizierung der Gesundheit. DgvT Verlag 1997

[2] T.E. Seeman, S.L. Syme: Social networks and coronary artery disease: A comparison of the structure and function of social relations as predictors of disease. Psychosomatic Medicine, 1987, 49 (4), S. 341-354

nen doppelt so guten Gesundheitsscore als bei den anderen.[3]

Mit anderen Worten: Liebe, Wärme und Anteilnahme sind wesentliche Faktoren der Gesunderhaltung.

*

Es gibt gewiss viele Gründe, weshalb Menschen gleichgültig werden und abstumpfen. Manchmal ist es die mangelnde Selbstliebe, die sie sich selbst und anderen gegenüber gleichgültig werden lässt. Manchmal ist es die Angst, etwas zu nah an sich herankommen zu lassen und sich dem Leiden eines anderen Menschen auszusetzen. Je weiter weg das Leiden von mir entfernt ist, desto leichter fällt die Abstraktion. Der selbst bezeugte Unfall, das selbst bezeugte Leiden, der selbst erlebte Sterbende in einem Unfall berührt uns weit mehr als die zweihunderttausend Erdbebenopfer in Haiti. Hier können wir spenden, aber es geht nicht so tief. Diese Menschen tun uns leid, aber zum Glück kennen wir sie nicht persönlich und müssen das Leid nicht wirklich an uns herankommen lassen. Wir sehen tagtäglich in den Medien unendlich viel Leid – meist fern und abstrakt –, so dass wir uns schon fast daran gewöhnt haben.

Auch wenn es psychologisch unzählige Gründe für Gleichgültigkeit gibt, so existiert in der Tiefe eigentlich nur ein einziger Grund: nämlich die Illusi-

[3] L.G. Russek, G.E. Schwartz: Perceptions of parental caring predict health status in midlife: A 35-year follow-up of the Harvard Mastery of Stress Study, Psychosomatic Medicine, 1997, 59 (2), S. 144-149

on, dass wir von einander getrennte Lebewesen wären. Das Leid des anderen ist seines und muss mich nichts angehen. Mein Glück ist meines und muss andere nichts angehen.

Das geeignetste Mittel, um etwas von uns fernzuhalten, ist die Abstraktion und die damit einhergehende Versachlichung. In der Medizin haben wir gelernt zu versachlichen, zu objektivieren, indem wir fein säuberlich die Krankheiten vom Menschen trennen und isolieren. Wir haben verlernt, einen Menschen als Ganzes ins Auge zu fassen und zu behandeln, und beschäftigen uns stattdessen in erster Linie vermeintlich objektiv mit abstrakten Krankheitsbegriffen und Geschehnissen.

Das trifft jedoch die konkrete Wirklichkeit eines kranken Menschen kaum. Sein Kranksein ist, vor allem bei schwerer Krankheit, ein existentieller Erfahrungszustand, der unter Umständen mit Ängsten und Schmerzen einhergeht. „Zum Kranksein gehören sowohl die Krankheit als auch die Reaktion eines Menschen auf seinen eigenen Körper. Deshalb besteht der erste Schritt auf dem Weg zu mehr Mitgefühl darin zu lernen, wie es sich anfühlt, krank zu sein. Wenn wir wirklich verstehen, wie Krankheit erlebt wird – die Angst und den Schmerz, die damit einhergehen –, können wir natürlicher mit dem Wunsch reagieren, das Leiden zu lindern."[4]

---

[4] Chökyi Nyima Rinpoche, David R. Shlim: Medizin und Mitgefühl, Arbor 2006, S. 46

Daraus würde folgen: *Ich bin mein erster Patient*. Wenn jeder Mensch in einem Heilberuf sein erster Patient wäre, dann würden wir wissen, was es heißt krank zu sein, dann hätten wir ein Gefühl für Leiden, Schmerz, Ohnmacht, Verzweiflung oder Ungeduld. Dann wüssten wir, die wir gesund sind, was wir tatsächlich von unseren Patienten verlangen. Und obendrein – es bestünde die wirkliche Chance, dass wir selbst heilen, bevor wir uns daran machen, andere zu heilen. Wie weit kann denn eigentlich ein nicht-heiler Arzt, ein nicht-heiler Therapeut, heilsam wirken?

„Sei dein erster Patient" wäre eine heilsame und Mitgefühl erzeugende Prämisse für jede Art von medizinischer, heilerischer Ausbildung. Sie könnte zu einem tiefen Verstehen unserer leidenden Patientinnen und Patienten führen und schon so ein gutes Maß an Trennung überwinden.

Und dieser Prozess, sich der Ungetrenntheit vom anderen, das heißt der Einheit allen Lebens, gewahr zu werden, führt unmittelbar auf den Weg heilsamen Mitgefühls.

Mit den Worten *Martin Bubers*: „Mit sich beginnen, aber nicht bei sich enden. Bei sich anfangen, aber sich nicht selbst zum Ziel haben."

Angesichts der existentiellen Fragestellungen und Nöte kranker und leidender Menschen sind Abstraktion und Versachlichung keine adäquaten Antworten.

Warum wird in unserem Gesundheitssystem und im Medizinstudium so wenig Wert auf die Entwicklung einer mitempfindenden Arzt- und Heilerpersönlichkeit gelegt? Warum werden Bewerber für das Medizinstudium ausschließlich nach deren akademischen Leistungen und Noten berücksichtigt und nicht nach deren menschlichen und ärztlich-ethischen Befähigungen und nach ihrer aufrichtigen Intention zu helfen?

Warum werden Ärztinnen und Ärzte und Menschen in den anderen Heilberufen nicht auf diese Qualitäten vorbereitet und darin geschult? Wie heilsam kann denn menschlich unbeteiligte Objektivität sein? Wo ist das interagierende Subjekt der ärztlichen Persönlichkeit, seine Fähigkeit zur Mitmenschlichkeit, geblieben? Warum sind diejenigen Kolleginnen und Kollegen in der Minderzahl, die sich um eine menschliche Atmosphäre in ihrer Arbeit bemühen? Warum müssen gerade diejenigen um ihr wirtschaftliches Überleben kämpfen, die ihr Mitgefühl und ihre Anteilnahme nicht einer vermeintlichen objektiv-medizinischen Effizienz und der Versachlichung nach den geforderten Maßstäben der Evidenzbasierten Medizin (EBM) opfern, weil sie sich für ihre Patientinnen und Patienten interessieren und sich Zeit für ein Miteinander nehmen, die den Praxen und Einrichtungen nicht bezahlt wird?

MITGEFÜHL ALS GRUNDHALTUNG

Mitgefühl ist ein *Zustand* mitempfindender und liebevoller Anteilnahme. Im Grunde ist Mitgefühl weit mehr als ein Gefühl. Es ist gleichsam eine Grundhaltung. Deshalb kann Mitgefühl auch nicht als Technik vermittelt und angelernt werden – nach dem Motto, ein freundliches Lächeln aufsetzen, jedoch dahinter unbeteiligt bleiben. Mitgefühl ist weder eine Technik noch eine Strategie. Mitgefühl benötigt auch *nicht unbedingt mehr Zeit*, denn was immer wir tun, können wir aus dieser Grundhaltung des Mitgefühls tun. Eine volle Kassenpraxis oder ein voller Klinikbetrieb sind keine Hinderungsgründe für Mitgefühl.

Nehmen wir die Haltung von wirklichem Mitgefühl ein – nicht eine Haltung mitleidenden Involviert-Seins –, dann nehmen wir menschlich Anteil am anderen *und* bleiben dabei in unserer eigenen Integrität, stehen mit all unserer Liebe und Menschlichkeit dem anderen in seiner Not bei – durch unser einfaches Dasein, dadurch, dass wir am Leid des anderen anteilnehmen, es bezeugen, und gegebenenfalls aktiv handeln. Mitfühlend verlieren wir uns nicht in den eigenen Themen, sondern öffnen einen heilsamen Raum, in dem ein anderer Zuflucht, Schutz, Anteilnahme und Hilfe findet.

Die emotionale Qualität des Mitgefühls ist transkulturell eine Herzensangelegenheit. Das Herz gilt nicht nur in der Laiensprache als ein Inbegriff von Fühlen und Emotionalität, sondern die traditionellen Medizinkulturen weltweit stellen das Herz ins Zentrum des emotionalen Erlebens, des Geistes und der seelischen Ebene. Das Herz ist somit eine Metapher für das Bewusstsein und verbindet die Ebenen des Affekts, des rationalen Denkens und der weiteren Bewusstseinsebenen und überschreitet das individuell Persönliche in einen transpersonalen Raum. Letztlich ist das Herz im Sinne der traditionellen

Medizinkulturen die ortsgebundene Verbindungsstelle mit dem raum- und zeitlosen non-dualen Sein, mit dem Absoluten. Den grundlegenden Strom der Herzensenergie empfinden wir gewöhnlich als ein Gefühl von Liebe.

RUHIGER GEIST UND OFFENES HERZ

In der Regel sind wir uns dessen, was ständig an Gedanken und Gefühlen in uns abläuft, nicht bewusst, und wir pflegen zu leiden, wenn unangenehme Gefühle in den Vordergrund drängen. Wir drehen uns dann um unsere Gefühle und den mit ihnen verbundenen meist negativen Gedanken. Wir drehen uns um uns selbst und werden zu Gefangenen der eigenen Emotionalität.

Auf diese Weise verlieren wir leicht unsere heilsame und tröstende Anteilnahme für einen anderen leidenden Menschen. Deshalb halten es die Rationalisten für richtiger, sich gar nicht erst auf Gefühle einzulassen, sondern sich lieber auf die vermeintlich sichere Ebene des objektiven Denkens, der Analyse und der persönlichen Distanz zu begeben. Das heißt, es sei besser, wenn man mit Leiden konfrontiert ist, das Ganze rational zu betrachten und nicht mit dem Herzen, sondern mit dem Kopf zu reagieren. Durch dieses abstrakte, unbeteiligte Herangehen kann möglicherweise die Situation klarer erkannt werden, als wenn diese scheinbare Klarheit durch die eigene emotionale Verwicklung schwindet. Jedoch ist so niemand für den Patienten emotional erreichbar und der Patient bleibt in emotionaler Kälte und Angst allein zurück.

Und was die vermeintlich sichere Objektivität angeht: Längst haben die Erkenntnisse der Psychologie und der Quantenphysik ergeben, dass es diese Art von Objektivität gar nicht gibt.

Das Entweder-Oder von Herz und Kopf führt in die Sackgasse. Da, wo gelingendes Mitgefühl wirkt, vereinen sich die Kräfte von Verstand und Herz. Es geht um ein Gleichgewicht der Kräfte. Worunter unsere Medizin und unsere Gesellschaft so leiden, ist die Dominanz der rationalen Orientierung ohne die Einbindung einer entsprechenden Herzensqualität.

Hazrat Inayat Khan sagt: „Der Geist ist die Oberfläche des Herzens, das Herz ist die Tiefe des Geistes."

Geist und Herz sind keine Gegensätze, sondern sie bedingen und ergänzen einander. In unserer betont rationalen Welt haben wir allerdings einen großen Nachholbedarf an Herzensqualität. Die Sufi-Lehrerin *Irina Tweedie* hat deshalb immer gesagt: „Hämmern Sie Ihren Kopf ins Herz."

Mitgefühl könnte man als eine Ausgewogenheit zwischen einem ruhigem Geist und einem offenen Herzen bezeichnen. *Saki Santorelli* sagt in seinem Buch „Zerbrochen und doch ganz" dazu: „Die Qualitäten des ruhigen Geistes sind Weite und Klarheit. Sie stellen die Quelle unserer Fähigkeit dar, weise Unterscheidungen zu treffen. Das offene Herz ist zärtlich, warmherzig und im Fluss. Zusammen erlauben uns diese Eigenschaften, tief zu fühlen und weise zu handeln, selbst dann, wenn handeln bedeutet, nichts zu tun."[5]

In der buddhistischen Tradition ist Mitgefühl ein zentraler Begriff und wird meist neben die Weisheit gestellt. Diese beiden wurzeln im Herzen und im Geist und weisen letztlich auf eine tiefere Wirklichkeit. Im Buddhismus gehört Mitgefühl allen Lebewesen gegenüber zentral zur spirituellen Entwicklung des Menschen und wird für die Erkenntnis und die Erfahrung der letztendlichen Wirklichkeit als unabdingbar erachtet.

In unserem christlichen Kulturkreis erscheint das Wort Mitgefühl erstmalig in den Evangelien. Eines der bekannten Beispiele ist die Bibelgeschichte vom barmherzigen Samariter. Der Priester und der Levit, die als die „guten" Juden gelten, lassen einen Schwerverletzten am Wegrand liegen. Sie sehen ihn zwar – nehmen ihn aber nicht als ein verwandtes Wesen, das leidet und Hilfe braucht, wahr. Ausgerechnet einem Samariter – das Synonym für einen Juden, der nicht auf dem rechten Pfade wandelt – wird der Verletzte zum Nächsten und nimmt sich seiner an. Priester, die auf dem Weg zu einer religiösen Zeremonie sind, dürfen den Riten entsprechend nicht mit „Unreinem" in Berührung kommen – und ein blutender Verletzter galt als „unrein". Sowohl die Tatsache, dass ein "schlechter" Jude, der Samariter, zum mitfühlenden Helfer wurde, als auch, dass es sich um einen „Unreinen" handelte, dem geholfen wurde, führt in der Bibel zu einer Art „Umwertung".

---

[5] Saki Santorelli: Zerbrochen und doch ganz. Arbor 2009, S. 71f.

Mitgefühl sprengt so die Grenzen enger dogmatischer Vorstellungen und orientiert sich ausschließlich an der menschlichen Dimension von Handeln und Sein.[6]

STUFEN LIEBENDEN MITGEFÜHLS

Auch wenn ich im Folgenden Abstufungen des Mitgefühls beschreibe, ist es gut, sich stets vor Augen zu halten, dass alle Aspekte jederzeit gleichzeitig in uns existieren und dass keiner von ihnen besser oder schlechter ist – allerdings zeugen sie von einem wachsenden Bewusstsein.

Die *erste Stufe* ist eine Art archaisches Mitgefühl. Es scheint angeboren zu sein und wirkt auf einer unbewussten, instinktiven Ebene, die sich in einem natürlichen Sozialverhalten von Mensch und Tier zeigt. Sie dient offensichtlich dem Schutz des Individuums, vor allem dem Schutz der Schwächeren und der Arterhaltung. Archaisches Mitgefühl lässt sich als eine Form natürlicher Fürsorge und Liebe bezeichnen. Dies ist der Position des Darwinismus, nach der Evolution als Auslese der stärksten und besten Spezies durch Kampf und Vernichtung gedeutet wird, diametral entgegen gesetzt – nicht jedoch der von Darwin selbst.

Die *zweite Stufe* des Mitgefühls ist emotionaler Natur und in der Regel ebenfalls unbewusst. Das Herz ist der energetische „Ort" unserer Gefühle, der

---

[6] Vergl. Gert Scobel: Weisheit – über das, was uns fehlt. Dumont, Köln 2008, S. 251 f.

Ort, wo wir Gefühle erleben und lokalisieren. Alle Gefühlsqualitäten lassen sich im Herzen wahrnehmen. Wir können dort Liebe und Hass, Wut und Ohnmacht, Trauer und Hoffnung oder Verzweiflung und Gelassenheit spüren. Alle Gefühle kommen und gehen. Das ist ihre Natur. So sind sie Bewegungen des Gemüts, die auf das reagieren, was in unserem Leben geschieht. Eine Zumutung, auf die wir mit Ärger reagieren; ein unüberwindliches Hindernis, das das Gefühl von Ohnmacht erzeugt; ein Verlust macht Trauer; ein Glück Freude usw. Das Charakteristische an der Gefühlswelt ist, dass sich die Gefühle im Herzen Raum verschaffen und entladen – das versetzt uns in die Lage, entlastet und erfrischt weiterzugehen.

Das Kommen und Gehen der Gefühle vergleichen die alten Chinesen mit dem Wind, der durch einen Bambushain rauscht. Mit dem Wind beugt sich der Bambus bis zum Boden. Ist es wieder windstill, steht er erneut gerade, aufrecht und in seiner Mitte. So könnte auch der gesunde Umgang mit den Gefühlen sein: Ich erlebe es, selbst wenn es mich zu Boden zwingt, und wenn die Situation vorüber ist, komme ich wieder zurück in meine Mitte. Da gibt es kein Hängenbleiben im Gefühl, kein Ressentiment, keine Vorwürfe. Das hält das Herz frei für das jeweils Neue. Das Herz ist leer, wie die Traditionen sagen.

Doch gewöhnlich ist das Herz – als Synonym für das Bewusstsein – alles andere als leer. Im Gegenteil, meist ist es vollgestopft mit allen möglichen Gefühlen, Erwartungen, Enttäuschungen und Hoffnungen. Da ist so manches Mal kaum Platz für Mitgefühl.

Die *dritte Stufe* des Mitgefühls ist konzeptueller Natur. Hier folgt es gelernten und als richtig übernommenen gesellschaftlichen, kulturellen und religiösen Werten und Konventionen. Die Karitas, christliche Nächstenliebe, entspräche einem solchen Konzept für einen Menschen mit christlichen Werten. Die verinnerlichten Überzeugungen aufgrund eines adaptierten Wertesystems formen das Handeln. Die Einsicht in ein moralisch „richtiges" Verhalten ist die zentrale Wurzel dieses Mitgefühls. Einsicht als Domäne des Verstandes oder Geistes.

Da sich das Mitgefühl aus Einsicht speist, das heißt, nicht natürlich und spontan dem Herzen folgt, ist hier stets ein gewisses Bemühen im Hintergrund und ein Streben, ein besserer Mensch zu sein. Sehr viel wertvolle, karitative Arbeit und Hilfe geschieht aus diesen Motiven.

Das Wesensmerkmal der *vierten Stufe* des Mitgefühls ist die Öffnung des Herzens. Die auf der emotionalen Herzebene erlebten persönlichen Gefühle, Wahrnehmungen, Erfahrungen, Begrenzungen und Motive werden nun mehr und mehr zurückgelassen. Das Herz beginnt sich in seine tiefere und weitere Dimension zu öffnen. Energetisch gesehen öffnet sich das Herz-Chakra – der Ort der feinstofflichen Herzenergien. *Almaas* führt in seinem Buch „Essenz" dazu aus: „Wenn ein Chakra aktiv oder ´offen´ ist, dann erfahren wir unmittelbar die grundlegenden feinstofflichen Energien, die in die Form der verschiedenen Emotionen hineinfließen, anstatt die Emotionen selbst. Deshalb erleben wir emotionale Freiheit, wenn sich das Herz öffnet. Die Energie befreit uns für den Moment von den widerstreitenden

Emotionen, die fast immer unser Herz erfüllen. Die Grundenergie des Herz-Chakras erfährt man als Liebe, Freude und Glückseligkeit."[7]

Mitgefühl als frei fließende Liebe des offenen Herzens hat seine Quelle im Unpersönlichen und ist von daher nicht von persönlichen Projektionen, Vorlieben, Abneigungen oder konzeptuellen Vorstellungen wie in den vorigen Stufen überlagert.

Die *fünfte Stufe*: Gelingt es, auch den Fokus auf diese beglückende Liebe, die Erhabenheit und das damit einhergehende Glücksgefühl zurückzulassen und uns auf das auszurichten, was dann bleibt, kann der Zustand des „leeren Herzens" erfahren werden. In diesen Momenten entsteht in uns ein klares, waches Bewusstsein, in dem nichts Persönliches, kein Wollen, Streben, Müssen, keine Identifikation enthalten ist. „Es ist nichts übrig außer einer sehr klaren, friedvollen und stillen Leere. Es fühlt sich an, als geschehe da nichts, aber es ist offen und hell", sagt *Almaas*.[8] Da sind keine Gefühle und keine Gedanken mehr. Jedoch hat diese feine Qualität stiller Präsenz den Geschmack von Liebe oder Mitgefühl. *Almaas* beschreibt es als „liebevolle Güte". Es muss immer ein unvollkommener Versuch bleiben, wenn wir es in Worte fassen wollen.

---

[7] A.H.Almaas: Essenz – Der diamantene Weg der inneren Verwirklichung. Arbor, 3. Aufl. 2006, S. 41

[8] ebda, S. 44

Meditation verändert nicht nur das Bewusstsein, sondern auch das Gehirn. In seinem Buch über das Glück berichtet *Matthieu Ricard* von neurophysiologischen Untersuchungen bei ihm und bei anderen Mönchen, die jahrzehntelang die Übung des Mitgefühls praktiziert haben. Es ergaben sich signifikante Unterschiede in der Funktionsweise des Gehirns.[9] Meditation und Mitgefühl lösen uns aus alten konditionierten Mustern.

Im Erfahrungszustand des „ozeanischen Gefühls" fließt Liebe als grenzenloses Mitgefühl und teilt sich spontan anderen Menschen mit.

Diese Art Mitgefühl, diese Liebe, ist bedingungs- und grenzenlos. Sie überschreitet die personale Dimension bis in den hintersten Winkel des Universums – jenseits von Raum und Zeit. Hier ist kein Fließen von Liebe; hier ist nur „Liebe sein".

In diesem Zustand des Mitfühlens tritt das Ich zur Seite. Da gibt es kein persönliches Wollen, Helfen-Wollen, kein persönliches Interesse und keine moralischen, karitativen Maßstäbe. Dieser gleichsam von Identifikation freie „Raum" entspricht einem klaren, ruhigen Geist, in dem Mitgefühl aus sich selbst heraus natürlich und spontan entspringt. Dieses Bewusst-Sein ist die Wurzel mitfühlenden und weisen Handelns. Mitgefühl in diesem Sinn lässt sich als „tätige Selbstvergessenheit" (*Scobel*) bezeichnen. Denn im tiefen Sosein verwurzelt bedeutet nicht, passiv zu sein und in bloßer mitfühlender Betrach-

---

[9]Matthieu Ricard: Glück. F.A. Herbig Verlagsbuchhandlung, München 2007, S. 263-297

tung und Anteilnahme zu verharren, sondern dieser identitätsfreie „Raum" des reinen Seins wird zur Quelle höchst dynamischer Handlungsimpulse.

Grundlage der tätigen Selbstvergessenheit ist ein völliges Einverständnis in das, was ist. Wir bezeugen das geschehene Leid, nehmen es in der Liebe des Herzens an. Wir interpretieren nicht das, was ist. Überlagern es nicht mit unseren persönlichen Vorstellungen, Wünschen und Hoffnungen, sondern die tiefe Weisheit unseres Mitgefühls beginnt da, wo wir die Dinge einfach betrachten und mit ihnen gehen. Das geschieht im identitätsfreien Raum. Und dieses tiefe Einverständnis mit dem, was ist, birgt in sich selbst den Kern der Dynamik und des Handelns. Wir akzeptieren die Situation – *und* helfen, sie zu verändern.

Tätige Selbstvergessenheit heißt über sich selbst hinausgehen. Die Grenzen der Identität sprengen. Die persönlichen Selbstbilder, Eigenschaften, Konditionierungen und Gedankenmuster, die persönlichen Gefühle, Verletzungen und Eigenheiten zu überschreiten, hinein in einen Ich-entgrenzten Raum. Diesen Raum können wir als unser essentielles Sein in der Stille erfahren. Auf dieser Ebene ist kein Unterschied zwischen mir und dir. Dort sind wir eins. Mein Mitgefühl, meine Liebe zu einem andern Wesen, ist auch dasselbe Mitgefühl, dieselbe Liebe, zu mir selbst. Mit *Gandhis* Worten: „Du und ich: Wir sind eins. Ich kann dir nicht weh tun, ohne mich zu verletzen." Oder wie der persische Dichter und Mystiker *Rumi* es ausdrückt: „Der Selbstlose ist ein Spiegel geworden: Nichts ist mehr da als das Spiegelbild des Gesichtes eines anderen. Wenn du darauf spuckst, so spuckst du in dein Gesicht; und wenn du den Spiegel schlägst, schlägst du dich selbst; und wenn du ein hässliches Gesicht im Spiegel siehst, bist es du; und wenn du Jesus und Maria siehst, bist es du."[10]

TRENNUNG ALS GRUNDLEGENDE ILLUSION

Unendlich viel Leid geschieht daraus, dass der Mensch denkt, er wäre ein einzelnes, von andern getrenntes und unabhängiges Wesen. Dazu formuliert der *Dalai Lama*: „Glück oder Elend anderer wirken auf uns ein. Davon getrennt zu sein ist nur eine Illusion, die bestehen kann, weil wir Türen – mentale wie wirkliche – schließen."[11]

Und *Barbara Marx Hubbard* sagt zum Thema der Illusion: „Je weiter diese Illusion sich auflöst, desto mehr erkennen wir, dass sie die Wurzel der Grausamkeiten ist, die wir einander und anderen Wesen zufügen. Wenn wir die innere Verbindung mit dem Göttlichen wirklich spüren, wenn wir es nicht als eine äußere Gottheit, sondern als eine innere Präsenz erfahren, die mit der Nicht-Dualität, dem allen zugänglichen göttlichen Ursprung in Resonanz steht, dann erfahren wir ganz natürlich den ´anderen´ als

---

[10] Zit. Aus: Willigis Jäger: Über die Liebe. Kösel, München 2009, S. 27 f.

[11] Dalai Lama: Die Essenz der Meditation. Praktische Erklärungen zum Herzstück buddhistischer Spiritualität. Ansata, München 2001, S. 23 f.

das gleiche Essentielle Selbst, ebenso verbunden mit der einen Höchsten Wirklichkeit."[12]

Mitgefühl ist eine Facette der Liebe. Bedingungsloses Mitgefühl ein Aspekt bedingungslosen Liebens.

Mit dieser Dimension in Berührung zu sein, ist, sich im tiefsten Selbst zu berühren. Wenn du mit dieser tiefsten Essenz in „Berührung bist – das ist nicht etwa eine erstaunliche Leistung, sondern dein natürlicher Zustand – spiegeln all deine Handlungen und Beziehungen die Einheit mit allem Leben wider, die du tief innerlich spürst. Das ist Liebe." So sagt es *Eckhart Tolle*.

LIEBE UND MITGEFÜHL ENTFALTEN HÖCHSTE HEILKRAFT

Unser Mitgefühl, unsere Fähigkeit zu lieben und auf das Göttliche in Allem, auf das Einssein mit Allem zu fokussieren, verändert die Welt. Wir werden zu Mitschöpferinnen und Mitschöpfern neuer liebevoller Realität in unseren Beziehungen und im Umgang mit unserer Umwelt. Diese Qualitäten entfalten auch höchste Heilkraft, denn Liebe und Mitgefühl stoßen das stets Heile in jedem Menschen an und fördern die uns allen innewohnenden Heilkräfte. Es ist die Herzqualität, die zu diesem Dimensionswechsel beiträgt.

Die rationale medizinische Betrachtung wird bereichert durch menschliche Nähe, Anteilnahme und

---

[12] Barbara Marx Hubbard: Vom Ego zur Essenz, Koha, Burgrain 2003, S. 82

Liebe und ist in der Einheit allen Lebens gehalten. Auch wenn wir in der Begegnung mit Patienten nicht darüber sprechen, so weiten sich Begegnung und Behandlung in einen heilenden Raum, oder ein heilendes Feld, wie ich es gern bezeichne, den die betroffenen Menschen als heilsam spüren.

Wenn wir diese Herzqualität in uns zulassen, „wenn wir zulassen, dass jemand Teil unseres Herzens wird, dann heilen wir, indem wir dem anderen helfen, heil und gesund zu werden, auch unser eigenes Herz."[13] Im heilenden Feld sind Patient und Behandler eins, ungeschieden. Der Raum der Liebe durchdringt beide und geht in Resonanz mit unseren Heilkräften. Das heilende Feld ist genau jener identifikationsfreie, leere „Raum" jenseits aller Begrenzungen. Es ist gleichsam ein Seinszustand jenseits von Raum und Zeit, in dem das gesamte Potenzial der Heilung auf seine Entfaltung und Realisation wartet. Aus diesem formlosen Hintergrund heraus, aus dem wir als Form und Gestalt hervorgehen, kann sich *alles* realisieren – wie es die Quantenphysik im Quantenfeld beschreibt.

Auch wenn jedem Menschen alle Heilungsoptionen als unbegrenzte Möglichkeiten zur Verfügung stehen, so erleben wir dennoch im medizinischen Alltag, dass Heilungsprozesse nicht selten eingeschränkt, begrenzt oder nicht zufriedenstellend verlaufen oder auch gänzlich misslingen.

Neuere Erkenntnisse der modernen Physik und der Neurowissenschaften weisen darauf hin, was

---

[13] Montgomery, 1991, zit. Nach: M. Gottschlich: Medizin und Mitgefühl, Böhlau, Wien 2. Aufl. 2007, S. 72

unser eigentlich grenzenloses Potenzial letztendlich begrenzt. Es sind vor allem die vielfältigen selbstbegrenzenden Annahmen, die wir als Behandler und auch als Patienten über einen Heilungsverlauf haben. Wir alle sind primär konventionell-medizinisch und atomistisch konditioniert. Unsere medizinischen Überzeugungen beruhen vor allem auf Mittelwerten und Statistiken und lassen dabei die Individualität des Menschen und seiner Heilungsprozesse außer Acht. Sie basieren auf einem mechanistischen Weltbild, in dem Gesundheit und Krankheit als eine Frage molekularer Wirklichkeit betrachtet wird.

Ein wesentlicher Schritt in eine neue, aus der Tiefe mitfühlenden und den Menschen in seiner Ganzheit und Individualität würdigenden Medizin liegt in einem grundsätzlichen Wandel unseres Denkens und einer damit einhergehenden wachsenden Fähigkeit, neue, unkonditionierte Perspektiven einzunehmen. Die Entkonditionierung, wie sie durch ausgerichtete Bewusstseinsarbeit in uns selbst geschieht, führt in radikaler und umfassender Weise sogar zu neuen Verbindungen von Synapsen auf der organisch-strukturellen Ebene, wie der Neurobiologe *Gerald Hüther* belegt.[14] Dies kann in jedem Lebensalter geschehen. Wir sind absolut lernfähig, bis zum letzten Tag. Und wir können verlernen, das heißt unsere Konditionierungen lösen, bis zum letzten Tag. Und Liebe scheint der stärkste Motor für diesen Prozess zu sein. Durch sie entfaltet sich ein heilsamer,

---

[14] Gerald Hüther in seinem Vortrag "Heilung als Reaktivierung von Selbstheilungskräften", Benediktushof Holzkirchen, 25.11.2008

alles Potenzial entfaltender Geist, der uns aus den alten Bahnen an neue Ufer führt.

EINE NEUE MEDIZIN: SEI DU DIE VERÄNDERUNG, DIE DU IN DER WELT SEHEN WILLST

Was für eine neue Medizin könnte sich gestalten, wenn wir mehr Mitgefühl in den therapeutischen Beziehungen hätten? Wenn der Medizinbetrieb nicht mehr nur ein anonymes System, eine Krankheitsfabrik wäre, sondern aus ihm menschenwürdige, heilsame Orte, beseelt von mitfühlenden Menschen in den Heilberufen, würden? Wenn nur ein Mindestmaß an menschlicher Wärme, Anteilnahme und Zeit für die kranken, an Seele und Körper leidenden Menschen, übrig wäre? Um wie viel mehr könnte sich die derzeit so kommerzialisierte und entmenschlichte medizinische Landschaft in eine Landschaft der Gesunderhaltung, der Salutogenese und des Heilens verwandeln, wenn diejenigen, die den Menschen helfen wollen, sich selbst zu bewussteren Menschen entwickelten, die ihre eigenen Ecken und Kanten, ihre eigenen Mängel und Bedürfnisse und ihre eigenen im Selbstbild verankerten Motive erkennen und sie so nicht mehr auf andere projizieren müssen. Die ihre eigenen begrenzten Vorstellungen kennenlernen, um sie so Neuem zu öffnen und sich zu heilsamen Visionen aufzuschwingen, die jenseits der atomistischen medizinischen Vorstellungswelt eine ganzheitliche, Körper, Geist und Seele umfassende Einsicht gewännen?
Wie gestaltete sich eine wirklich neue Medizin, die einen tatsächlichen Paradigmenwechsel bedeutete, wenn ihre Vertreter sich des Einsseins, der *einen*

Wurzel allen Lebens, bewusst würden, und aus diesem Erfahrungshintergrund den kranken Menschen begegneten? Wenn die Arzt-Patienten-Beziehungen und unsere Behandlungen von wirklichem Mitgefühl und bedingungsloser Liebe bestimmt wären?

Unser Gesundheitssystem – wie auch alle anderen Institutionen – kann immer nur so weit sein, wie ihre Exponenten. Letztlich ist es die Angelegenheit von jedem und jeder einzelnen von uns selbst, etwas zur Besserung beizutragen. So wie Gandhi es ausgedrückt hat: „Sei du die Veränderung, die du in der Welt sehen möchtest."

Wir können diese neue Medizin, die in der Einheit des Lebens wurzelt und sich auf sie bezieht, nur durch unsere eigene Entwicklung kreieren. Mehr und mehr Menschen in den Heilberufen wenden sich einer ganzheitlich, spirituell getragenen Medizin zu. Diese Tagung, die nun zum sechsten Mal stattfindet, ist eine der vielen Ausdrucksformen für dieses tief in unseren Herzen verankerten Verlangen, das an vielen Orten der Welt so existiert.

Wir stehen an der Schwelle zu einem weltweiten Bewusstseinswandel, an dem jede und jeder von uns aktiv mitschöpferisch teilnehmen kann. So dass die kritische Masse neuen Bewusstseins anwächst, bis die Schwelle überschritten ist und sich das neue Bewusstsein in der Welt manifestiert. Jeder globale Bewusstseinsschritt in der menschlichen Evolution hat sich derart vollzogen. Wir leben in einer äußerst spannenden Zeit, denn wir sind Mitarbeiter in einem ganzheitlich-evolutionären Bewusstseinsprozess. Ein Bewusstsein, das sich der einen Quelle allen Lebens bewusst ist, *und* der Vielheit aller daraus hervortretenden Manifestationen, die ungetrennt und eins mit ihrer Wurzel und untereinander existieren.

Die tiefere Bedeutung dieser non-dualen Dimension und der aus ihr hervortretenden Dualität der Welt liegt keineswegs in einer Dominanz spirituell-geistiger Sphären. Auch nicht in der Abschaffung des Ichs und der Identität. Mit den Worten der französischen Schriftstellerin *Christiane Singer*: „Es gibt keine Existenz, die man unbedingt hinter sich lassen, keinen Alltag, den man um jeden Preis überwinden muss. Ganz im Gegenteil: Man muss mit seinem ganzen Körper, mit seinem ganzen Eros in ihn hineingehen. Jeder spirituelle Weg ist vor allem ein Bad in der Materie. Materie und Gebet sind eins.“[15]

Mögen wir in diesem Sinne selbst einen Beitrag leisten zu dieser Dimension, die sich als eine wirklich neue Medizin zeigen und entwickeln kann. Sie gestaltet sich durch jeden einzelnen von uns, die an diesem Bewusstseinsprozess teilnehmen.

Mögen wir zu dem werden, was wir schon immer sind: zu spirituellen Wesen, die Mensch geworden sind, die sich ihrer tiefen Natur bewusst sind, und die in einem wahrhaft umfassenden Sinn lieben und mit der Welt mitfühlen.

---

[15] Christiane Singer: Alles ist Leben. Bertelsmann, München 2008, S. 123

Fragen an Klaus-Dieter Platsch

Das klingt alles so selbstverständlich. Das klingt so einfach. Und trotzdem ist es etwas, das wir in unserem Alltag nur sehr, sehr schwer erreichen können. Wir Ärzte in Deutschland leben im Moment in einer Situation, die einfach krank ist, die uns selber krank macht. Und das, was Sie am Anfang gesagt haben, dass der Medizinstudent sein erster Patient sein soll, gilt auch, denke ich, für die schon längst praktizierenden Ärzte in Deutschland. Wir sind eigentlich selber Patienten, dringend behandlungsbedürftig, und ich danke einfach dafür, dass das hier ein Teil dieser Behandlung sein kann.

Wir erleben das ja nicht nur in der Medizin, was Sie gerade ansprechen. Unser medizinisches System, unsere Gesundheitsversorgungssysteme, sind krank und haben außerordentliche Schwierigkeiten und Schwächen und bräuchten selbst einen Heilungsprozess. Und das ist nicht nur im medizinischen Bereich so, es betrifft alle anderen Gesellschaftsbereiche ebenso. Schauen wir uns nur die globalen Krisen in der Welt an: die Finanzkrise oder die Bankenkrise. Wir müssen uns nur anschauen, was gerade mit Griechenland geschieht, dem Ausverkauf von Nationen an Börsenspekulanten ... Ich finde das alles sehr kritisch. Und das braucht Heilung.

Die Frage ist: Was kann die Heilung fördern? Was kann Heilung bringen? Wenn wir das einmal unter dem Blickwinkel der Evolution sehen, dann sind im Grunde alle wesentlichen Veränderungen in der Welt seit Anbeginn unseres Universums immer durch Krisen entstanden. Und wenn wir im Augenblick weltweit so starke Krisen erleben – und dazu gehören auch die Krisen im Gesundheitswesen, die sehr stark als ökonomische Krisen auch mit dem Ganzen verbunden sind –, dann kann man nur sagen, das alles scheint sich so zuzuspitzen, weil das Neue kommen will.

Immer, wenn neue Bewusstseinskräfte entstehen, wenn ein neuer Evolutionsschritt ansteht, dann kämpft das alte Bewusstsein, das alte Paradigma, um sein Überleben. Dieser Kampf ums Alte, das Festhalten am Alten, ist die Krise, die sich so immer stärker entwickelt. Genau deshalb können wir auch sagen: Krise ist auch Chance! Und wir stehen vielleicht jetzt wirklich an der Schwelle einer guten Entwicklungsmöglichkeit für ein anderes, neues Bewusstsein, für Heilungsprozesse in der Gesellschaft, in der Ökonomie, in der Wirtschaft, in der Medizin usw.

Und wir alle können zu diesem Schritt beitragen. Das, wofür wir mit unseren Ideen, mit unserer inneren Haltung, mit unseren Überzeugungen einstehen – und das auch im Kleinen erst einmal für uns selbst praktizieren, zum Beispiel mitfühlend in der Praxis oder im Krankenhaus zu sein –, verändert bereits die Atmosphäre. Dass wir es zum Beispiel nicht mehr hinnehmen, wenn ein Patient oder eine Patientin in den Visiten einfach nicht begrüßt und somit ignoriert wird. Und ich stehe dafür und sage: Ich möchte das so nicht mehr. Ich begrüße die Menschen. Wenn wir mit positivem Beispiel vorangehen, verändert es die Welt. Es verändert unendlich viel. Und da sind wir aufgefordert, mitschöpferisch tätig zu sein, denn durch das Gewahrwerden eines mitfühlenden, natürlichen menschlichen Bewusstseins und die Öffnung unserer Herzen geschieht etwas wirklich Bedeutsames, etwas zutiefst Heilsames. Die Atmosphäre verändert sich. Und wenn Sie merken, dass dieses System, dieses Gesundheitssystem, zusammenkracht, dann lassen Sie uns einen Heilungsprozess daraus machen!

Ich möchte noch einmal an dieser Stelle die unterschiedlichen Ebenen betonen, die alle miteinander verwoben und ineinander enthalten sind. Da ist das persönliche Mitgefühl – wenn mein Herz spricht, es mich jemanden zuwenden lässt, dann ist das von unschätzbarem Wert. Genauso wie Mitgefühl auch aus einer unpersönlichen Ebene entsteht. Es ist wichtig, das nicht zu werten und zu trennen, etwas davon größer oder kleiner zu machen. Es sind einfach unterschiedliche Facetten und Ebenen. Und es ist notwendig, sich auch der unterschiedlichen Bereiche bewusst zu werden. So kann das Herz immer weiter werden.

Ich habe eine Anmerkung. Ich glaube, es ist nicht nur wichtig, dass wir als Ärzte uns öffnen, auch der Patient muss bereit sein, sich zu öffnen. Und er darf eben nicht nur mit seiner Chipkarte kommen: „Hier hast Du meine Chipkarte. Ich will jetzt alles, was es gibt." Auch er muss sich vor dem Göttlichen in uns verbeugen können und dazu bereit sein.

Meiner Erfahrung nach geschehen diese Dinge nach dem Resonanzprinzip. Versuchen Sie einmal, sich innerlich vor dem Göttlichen im anderen zu verbeugen. Machen Sie einmal dieses Experiment in Ihrem Alltag. Ja, genau in der Kassenpraxis. Ohne Erwartungen. Es wird vielleicht nicht sofort bei jedem etwas sichtbar ändern. Sie werden vielleicht nicht sofort überall strahlende, lachende Gesichter um sich herum haben, die Ihnen zurufen: Wunderbar, Doktor, dass ist alles bestens, was Sie hier tun. Aber versuchen Sie es einmal mit dieser inneren Haltung: „Du – mein Gegenüber – bist ein göttliches Wesen. So wie ich auch. Auf dieser Ebene sind wir eins, nicht getrennt." Und begegnen sie dem anderen mit Respekt. Tiefem, tiefem Respekt; nicht nur gedacht. Man kann sich bei jedem Menschen, bei jeder Begegnung, innerlich vor seiner göttlichen Essenz verbeugen.

Sie könnten dies als eine kleine Übung in den nächsten Tagen bei jedem Menschen machen. Bei jedem, dem Sie begegnen: Ich verbeuge mich innerlich vor deinem göttlichen Wesen. Wenn Sie das praktizieren, dann tun Sie es nicht nur vor den Patienten. Tun Sie das z.B. genauso mit Ihrem Personal. Wenn Sie das mit den Arzthelferinnen machen, in diesem tiefen Respekt mit ihnen umgehen, dann bekommt Ihre Praxis plötzlich eine völlig andere Farbe, eine völlig andere Atmosphäre. Und die Menschen, die in Ihre Praxis kommen, spüren, dass da irgendetwas anders ist. Nicht unbedingt bewusst. Und plötzlich entspannen sie sich, öffnen sich. Sie kommen mit einer völlig anderen Haltung herein – nicht nur so „Zack! – Hier hast Du die Chipkarte", sondern etwas öffnet sich plötzlich. Das ist das Resonanzprinzip. Und wir können die Initiatoren dieser Resonanz werden. Wir können uns jedoch nicht hinstellen und erwarten: Du musst erst einmal mein göttliches Wesen sehen. Es ist an uns, voranzugehen, uns zu öffnen, diesen Schritt zu tun.

Ich habe mich in den letzten Jahren mit der gewaltfreien Kommunikation nach Marshall B. Rosenberg *beschäftigt, und da ist die Empathie ganz wichtig. In dieser Form des Lernens wird uns eine Orientierung gegeben, wie wir uns im Gespräch verhalten können. Meine Tochter lernt das als Psychologin jetzt sogar schon an der Universität in Wien. Und ich finde das einen ganz tollen Weg. Wir sollten das auch überall in die Kindergärten und in die Schulen bringen, dass wir lernen, miteinander zu reden. Dass wir uns selbst gegenüber empathisch und selbstreflexiv werden: Zum Beispiel, was liegt denn eigentlich hinter meinem Ärger? Was für ein Bedürfnis ist da? In dem Augenblick, wo ich das erkenne, kann ich mit mir empathisch umgehen und mich selbst zurücknehmen. Erst wenn ich lerne, mich selbst zurückzunehmen, kann ich auf den anderen schauen: „Du hast jetzt zwar bei mir Ärger ausgelöst, aber was ist denn bei dir? Wo bist du?" Es wäre so schön, wenn wir das üben und lernen würden und auch als Anspruch hätten.*

Das kann ich auch nur unterstreichen und da gibt es tatsächlich viele Ansätze dieser Art. Neben der gewaltfreien Kommunikation von *Marshall B. Rosenberg* schätze ich auch den von *Freeman Dorothy* in Deutschland etablierten Ansatz des Dialogprozesses, der auf Inspirationen und grundlegenden Konzepten des Quantenphysikers *David Bohm* und des Religionswissenschaftlers und Mystikers *Martin Buber* zurückgeht und in den neunziger Jahren von einer Gruppe Wissenschaftlern am Massachusetts Institute of Technology in den USA entwickelt wurde. Dass wir einen dialogischen, mitfühlenden Umgang ein Stück weit in uns kultivieren und lernen, ist ja auch einer der Gründe, weshalb wir heute hier sind.

Das passt auch zur gewaltfreien Kommunikation: Meine Tochter hat mir gestern etwas gefaxt und darin stand nur: Aus der Fülle agieren und nicht mehr aus dem Mangel. Also im Mitgefühl kommen wir im Grunde in die Fülle; wir kommen nicht mehr in die Wertung und die Verurteilung, sondern in die Wahrnehmung dessen, was ist, und damit in die Fülle.

Mir ist während Ihres Vortrages ganz stark auch das Wort „Vertrauen" gekommen. Vertrauen in die Zukunft, in etwas Höheres, Ganzes, und letztendlich in sich selbst und in die anderen Menschen.

Ich denke im Moment darüber nach, wie ich das ab nächster Woche in meiner Kassenpraxis verwirklichen kann. Ich verstehe Sie, Herr Kollege, was Sie vorhin gesagt haben, man fährt gegen die Wand. Ich kenne auch die sehr unangenehmen Gespräche mit Banksachbearbeitern, wenn es um Kassenpraxen geht und wo man wirklich in eine Erkrankung des ganzen Praxisbetriebes reingedrängt wird.
Und gleichfalls habe ich die Erfahrung gemacht: Manchmal gibt es Patienten, von denen man es gar nicht erwartet – man verbeugt sich innerlich und ist mitfühlend da und plötzlich erlebt man ein Aha und eine Verwunderung: „Du auch!". Das heißt, diese Denkweise, diese Weise zu fühlen, ist gar nicht so unverbreitet. Und manchmal ist es wirklich ein sehr schönes Erlebnis, dass dann auch in der Kassenpraxis zu spüren. Ich kenne auch diejenigen, die mit dem

Anspruch kommen und sagen: Hier ist meine Karte und dafür habe ich jetzt die Full-Flatrate.

Es gibt aber auch den Satz: Jeder hat die Patienten, die er verdient. Und wahrscheinlich, wenn es gelingt, diese Atmosphäre des Mitgefühls in eine Praxis zu bringen, werden auch die Patienten da sein, mit denen man so arbeiten kann. Ich weiß noch nicht, ob es wirtschaftlich ist, ob man damit überleben kann. Das ist eine Frage. Und ich glaube, das ist das, wo wir selber versuchen müssen, gesund zu werden und das richtige Maß zu finden. Wenn ich fünfzig Patienten pro Tag mit Mitgefühl begegne, dann bin ich abends ausgelaugt. Ich habe noch nicht die Ankopplung, wo ich diese Energie wieder herkriegen kann. Ich weiß, dass es diese Energie gibt, und ich weiß, dass diese Energie auch aus dieser Arbeit erwachsen kann. Da habe ich noch mein Problem.

Zu dem Letzten möchte ich noch etwas sagen. Wenn Sie dadurch, dass Sie mitfühlend sind, ausgelaugt werden, dann ist eine Anstrengung dabei. Dann *machen* Sie etwas und versuchen, sich irgendwie zu verhalten. Sie wollen jetzt nett sein. Sie wollen mitfühlend sein. Sie haben sich das vorgenommen – es stimmt jedoch nicht mit Ihnen überein. Es ist dann nicht natürlich. Und dann wird es anstrengend.

Es handelt sich jedoch nicht um ein Programm, das man abspulen kann, sondern das Mitfühlen entspringt ja einer inneren Haltung, einer Grundhaltung, die heißt: Du bist ein Mensch mit Problemen, der leidet. Und ich bin hier und ich stehe einfach für dich bereit. Und in der Tiefe meines Seins weiß ich, dass wir nicht von einander getrennt sind, dass wir auf einer Ebene eins sind. Mein Mitgefühl zu dir, meine Liebe zu dir ist nicht getrennt von der zu mir. Auf diese Weise öffne ich mich dem, was da gerade im Moment ist.

Da gibt es dann nicht diese Anstrengung: Jetzt muss ich aber was tun. Jetzt muss ich denjenigen gesund machen, oder sonst irgendetwas. Wenn Sie diesen Anspruch einmal fallen lassen, dann wird die mitfühlende Grundhaltung völlig anstrengungslos.

Ich kann Ihnen nur sagen, ich habe in meiner Praxis – und ich habe in den letzten Jahren auch immer noch eine Kassenpraxis mit dabei gehabt –, eigentlich immer weniger „gemacht". Ich habe mich immer weniger angestrengt, indem ich versucht habe, immer mehr auf das einzugehen und das wahrzunehmen, mit dem der oder die andere kommt. Ohne gleich in dieses Müssen-Muster zu gehen. Dann ist es anstrengungslos. Und dann können Sie die Menschen, die zu Ihnen kommen, auch lieben. Sie müssen ja nicht jede Ecke und Kante lieben, sondern es geht mehr um diese Grundhaltung: Da ist ein Mensch. Es geht ja um gar nichts Besonderes, um nichts Überhöhtes. Es ist ganz schlicht und einfach: Da ist ein Mensch. Und wenn ich in dieser Haltung präsent bin, ist es nicht anstrengend. Die Anstrengung kommt durch etwas anderes.

Auf der einen Seite kann ich den Herrn Kollegen sehr gut verstehen. Ich finde es auf der anderen Seite sehr erschreckend, dass wir Ärzte uns überhaupt darüber unterhalten müssen, Mitgefühl zu zeigen, weil das für mich eigentlich etwas Selbstverständliches ist.

Wenn man anfängt, Medizin zu studieren, geht man mit ganz anderen Voraussetzungen und Vorstellungen in dieses Praxisleben. Man muss sich trotzdem immer wieder klarmachen, was Sie gesagt haben, und sich immer wieder aufrütteln, weil das nicht so einfach im Alltag zu bewältigen ist. Es kostet nämlich wirklich Kraft. Uns allein nur zu sagen: Wir sind Ärzte und vor mir steht ein Mensch, der geliebt werden muss. Das ist manchmal gar nicht so einfach. Wir sind auch nur Menschen. Und dieses zu realisieren ist auf Dauer wirklich schon eine sehr anstrengende Sache. Ich denke, Mitgefühl gehört dazu, und es zu zeigen, ist sowieso selbstverständlich für jeden Arzt. Aber es ist in diesem System, in dem wir arbeiten müssen, wirklich schwierig geworden, weil wir mit so vielen Dingen konfrontiert werden, mit so unglaublich vielen Dingen in den letzten fünf Jahren, die wir Kassenärzte bewältigen müssen. Allein an Bürokratie- und Papierkram. Wir sind quasi so entmenschlicht, dass dieses Mitgefühl einfach wirklich sehr verkümmert. Immer mehr. Leider. Das stimmt. Aber es gehört einfach dazu.

Ich weiß aus der Erfahrung meiner eigenen Kassenpraxis, wovon Sie sprechen. Und deswegen ist es umso wichtiger, dass wir hier darüber reden. Woran ich erinnern möchte, ist, dass wir wieder beginnen, uns auf uns selbst zu besinnen, auf das, weshalb wir eigentlich mit diesem Beruf angefangen, weshalb wir eigentlich Medizin studiert haben. Dass wir uns darauf wieder beziehen. Bei den Allermeisten ist nämlich sehr viel Herzblut dabei gewesen, weshalb sie sich für den Arztberuf entschieden haben. Und ich denke, es ist immer noch bei vielen Ärztinnen und

Ärzten auch heute noch trotz aller Schwierigkeiten der Fall, dass sie ihre Arbeit mit viel Engagement zu tun versuchen. Es erscheint mir sehr wichtig, dass wir uns auf unsere Ideale, mit denen wir angetreten sind, wieder zurückbesinnen und sie als innere Haltung zurückgewinnen können.

Ich sehe sehr klar, dass durch die vielen Überforderungen, durch den Bürokratismus, durch die ökonomischen Zwänge, durch Regresse und so weiter, diese Ebene des Zugewandtseins immer wieder beeinträchtigt und gestört und teilweise auch zerstört wird. Und das führt wirklich zu einem Verlust von Liebe im System. Umso mehr ist das ein Grund, uns darüber auszutauschen und nach Lösungen zu suchen. Ich werbe wirklich dafür, wieder zur Herzqualität in der Medizin zurückzufinden.

Und ich möchte da noch einmal einen Satz anmerken, der vielleicht im Vortrag untergegangen ist: Mitgefühl und Liebe sind keine Frage von Zeit, wie viel Zeit man hat, oder wie viele Patienten. Es ist wirklich in jeder Praxis, in jeder Klinik, an jedem Ort möglich: mit der Herzenshaltung tiefer Verbundenheit unsere Arbeit zu tun. Es ist möglich.

Natürlich erleben wir immer wieder, dass wir aus dieser Haltung herausfallen, z.B. durch Stress, und im Stress können wir kaum noch jemand mitfühlend begegnen. Wenn wir aber im Stress niemand mitfühlend begegnen, erhöht sich auch für die Patienten, die ja schon im Stress ihrer Erkrankung und ihrer Ängste kommen, der Stress noch weiter. So nimmt der Stress nicht ab, sondern er vermehrt sich. Können wir aber eine Atmosphäre schaffen, die *wirklich* annehmend ist – unabhängig davon mit welcher Haltung ein Patient oder eine Patientin gerade kommt –, dann entspannt sich das ganze Setting. Der Patient wird entspannter, was unsere Arbeit ohne weiteres Zutun schon leichter macht, und unser eigener Stress, den wir vielleicht erleben, wird dadurch ebenfalls leichter. Das ist etwas, das wir überall und unter jeder äußeren Bedingung tun können.

Eine andere Geschichte ist sicherlich die Frage: Was ist die Belastung im gesamten System? Wie kann man umgehen mit Fragen der Kassenärztlichen Vereinigungen, mit den zu geringen Honoraren, die die Existenz immer weiterer Praxen bedrohen, mit Hausarztverträgen, mit der Streichung von Leistungen etc. Auch darüber zu sprechen ist wichtig – und da sprechen wir über eine andere Ebene.

Wovon wir jetzt reden, ist die Ebene der Begegnung Arzt/Therapeut und Patient. Aber was hindert uns daran, auch einem KV-Vertreter gegenüber Mitgefühl zu haben und ihn zu lieben. Wir mögen seine Entscheidungen nicht für richtig halten, sie können uns sogar in existenzielle Schwierigkeiten bringen, und dennoch kann ich den Menschen, das Wesen dieses Menschen, respektieren und lieben. Das ist möglich. Versuchen Sie, einmal diese Vorstellung so richtig zu schmecken. Wie sich das anfühlt ... Da schüttelt sich jemand! Aber schauen Sie, was passiert! Was passiert, wenn wir jemandem begegnen und uns innerlich schütteln? Schon entsteht dieses Bild in uns: Der ist mein Feind. Was passiert da? Der andere wird ziemlich genau dem entsprechen, was wir ihm selbst entgegenbringen. Also unsere Bilder, die wir über andere haben, machen auch etwas in den anderen. Mein inneres Schütteln angesichts des KV-Vertreters in mir macht in ihm dasselbe Schütteln mir gegenüber. Meine Aversion, die er spürt, schürt

Aversion in ihm. Und was für eine Begegnung wird das sein? – Krieg!

Wie anders könnte wohl eine Begegnung sein – ich stelle nur die Frage –, wenn Sie zum Beispiel denen, die Ihnen das Honorar ständig kürzen, in einer offenen, fundamental annehmenden Haltung begegneten? Was nicht bedeutet, zu allem ja zu sagen. Sie können und sollen sich trotzdem mit ihm um die Sache streiten, aber er ist nicht mehr Ihr Feind. Da wird etwas anderes geschehen. Verstehen Sie was ich meine?

Ja, ich möchte das unterstützen, was Sie sagen und einigen Kollegen Mut machen. Ich habe auch eine Kassenpraxis, aber als Psychotherapeutin – insofern habe ich nicht ganz so viele Patienten zu betreuen wie Ärzte. Aber ich muss mich auch rumschlagen mit den ganzen KV-Sachen und zunehmender Bürokratisierung, Steuerberater, Bank usw. Ich bin vor ungefähr sieben oder acht Jahren zum ersten Mal zu einer dieser Tagungen gekommen und bin seitdem von dem Feld der Liebe, von dem Sie heute gesprochen haben, berührt und ergriffen worden. Seither bin ich mit vielen Meditationen zur Liebe einen weiten Weg gegangen. Zuerst wurde alles komplizierter auf diesem Weg, schienen immer mehr Katastrophen über mich hereinzubrechen. Trotzdem hatte ich das Gefühl, dieses Feld der Liebe ist die Lösung der Dinge, und es ist jetzt wirklich so. Also ich spüre es jetzt nach den vielen Jahren, dass es einfach vielleicht ein langer Weg ist, aber wirklich einen Patienten zu lieben ist viel einfacher, als ihn lieben zu „müssen". Beispielsweise habe ich kürzlich einen Bankberater, der mir am Telefon ganz blöd kam, dann eingeladen, zu mir zu kommen, und wir haben uns wunderbar über Gott und die Welt unterhalten. Und ich weiß nicht wie, aber er ist einfach aufgetaut und alle finanziellen Dinge, die zu machen waren, haben sich von selber schnell gelöst.

Ich möchte diesen liebevollen Weg wirklich unterstützen. Es ist weniger anstrengend.

Und ich möchte noch hinzufügen: Vorhin, als ich reinkam – ich kam etwas verspätet –, habe ich sofort ... huh ... gespürt ... in Ihrem Reden habe ich das gespürt, dieses Feld der Liebe, das heilt und das die Dinge ganz leicht und einfach macht. Ich kann das nur unterstützen und sagen: Es dauert, es braucht etwas Zeit, vielleicht nicht nur ein oder zwei Tage, dass man das lernt. Aber es funktioniert!

Ja, ich wollte das auch unterstützen. Ich denke, das tun wir ja auch für uns selber. Wenn man nach Hause geht und vor sich selber so gerade stehen kann, das gibt Kraft und ich glaube nicht, dass sie einem welche nimmt. Es hat eine andere Qualität als diese Müdigkeit oder diese Erschöpfung. Ich bin diesen Weg eher unbewusster gegangen und bin sicher kein Musterbeispiel dafür. Aber ich kann nur sagen, dass man ja jetzt nicht radikal die Weiche umstellt. Es kann sich doch auch langsam entwickeln. Denn es ist schließlich eine Grundeinstellung, die sich bei der Ehefrau auswirkt, bei der Familie oder bei den Mitarbeitern, und das finde ich eben ganz entscheidend. Also, wenn es Zuhause stimmt, dann wird es sicher auch mit den Patienten stimmen, und wenn die Beziehung nicht gut ist, dann bekommt es auch die Umgebung ab. Ja, es ist, glaube ich, wichtig, bei sich selbst anzufangen und aufzuräumen. Dann geht es auch mit den Patienten gut.

Ja, ich möchte Sie auch ermutigen, sich auf diesen Weg zu machen. Ich habe mich vor zwei Jahren mit sechsundzwanzig anderen Therapeuten oder ärztlichen Kollegen im Rahmen der zweijährigen Ausbildung Heilende Medizin mit Dr. Platsch auf diesen Weg gemacht. Ich habe mich mit genau der gleichen Motivation auf diesen Weg begeben: Wie schaffe ich das in einer Kassenpraxis? Das zu geben, was ich den Patienten eigentlich geben möchte. Die ersten Male war mein Hauptargument innerlich immer: „Ja, aber – also bei mir geht das eigentlich nicht".

Es ist ein innerer Prozess, auf den ich mich selber erst einmal einlassen muss, was ich im Einzelnen nicht erklären kann. Ich kann nur die Erfahrung berichten, dass es nicht nur mir so gegangen ist, sondern den vielen anderen auch, und dadurch hat sich nach und nach im Äußeren etwas geändert: sowohl in der Praxis als auch in der Familie mit den Kindern. Für mich sind die Familie und die Kinder die Keimzelle, in der das anfängt: wie ich den Kindern begegne, wie ich sie erziehe, wie ich sie respektiere, schon als Kleinstwesen in ihrem Sein, in ihrem So-Sein. Und jedes Kind wieder anders. Das ist für mich ein ganz entscheidender Punkt. Es ist eine ganz große Chance, eine andere Generation heranwachsen zu sehen, die das schon lernt. Heute gibt es schon in den Schulen Mediatorenausbildungen, durch die die Lehrer und Schüler lernen, mit Streitigkeiten schon ganz anders umzugehen. Nicht mehr: Solange du die Füße hier unter meinen Tisch steckst oder ich der Lehrer bin, hast du zu tun, was ich sage. Da gibt es ganz

viele positive Ansätze und das Fazit ist für mich einfach: Ermutigung, Ermutigung, machen Sie sich auf
den Weg, trauen Sie sich.

Mit sich beginnen, aber nicht
bei sich enden.
Bei sich anfangen, aber sich
nicht selbst zum Ziel haben.

Martin Buber

Medizin und Mitgefühl
– die empathische Kommunikation in der Arzt-Patienten- Beziehung

Maximilian Gottschlich

Ich möchte Sie einladen, mit mir gemeinsam ein faszinierendes Phänomen näher zu betrachten: das Phänomen der heilsamen Kraft des ärztlichen Wortes.

Kommunikation und Heilen gehören eng zusammen, ja sie bilden eine untrennbare Einheit. Warum das so ist und wie heilsame Kommunikation gelingen kann, dem sollen die folgenden Überlegungen nachgehen.

KOMMUNIKATION ALS GRUNDLAGE EINER KULTUR DES HEILENS

Als ich vor mehr als zehn Jahren begann, mich mit dem Thema „Kommunikation und Heilen" zu beschäftigen, da stieß ich auf einen bemerkenswerten Satz der großen Philosophin und Menschenfreundin *Simone Weil*. *Simone Weil* schreibt: „Wer leidet, sucht sein Leid anderen mitzuteilen ..., um es so zu vermindern und derart vermindert er es in der Tat ... wer es nicht mitteilen kann, bei dem bleibt das Leid in ihm und vergiftet ihn."

Wer leidet, muss sein Leid mitteilen können. Wer es nicht mitteilen kann, bei dem bleibt das Leid in ihm und vergiftet ihn.

Darin steckt der gesamte therapeutische Anspruch an Kommunikation.

Kommunikation schafft das Leid nicht aus der
Welt. Aber Kommunikation – empathische, also mitfühlende Kommunikation – vermag Leid zu verwandeln, zu transformieren ...

Kommunikation ist nämlich wesentlich mehr als
bloß ein Medium der Information und interessensge-
steuerten Verständigung – Kommunikation kann auf
existenzieller Ebene zur Begegnung werden – zur
Begegnung, in der sich der eine dem anderen öffnen
kann. Wenn dies gelingt, dann wird aus der Begegnung eine heilstiftende Beziehung.

Sowohl die Psychoanalyse als auch die verschiedenen Psychotherapien schöpfen seit jeher aus diesem heilstiftenden Potenzial des Gesprächs, des Wortes.

So schreibt *Sigmund Freud* in seiner Schrift „Zur
Laienanalyse" von 1926 über das analytische Gespräch:

„Es geht nichts anderes zwischen ihnen vor", –
gemeint ist der Therapeut und der Patient – „als dass
sie miteinander reden ... Worte können unsagbar
wohl tun und fürchterliche Verletzungen zufügen."[16]

---

[16] Sigmund Freud: Die Frage der Laienanalyse. Wien 1926. In :
Gesammelte Werke, Bd. XIV, London 1940-52. Zit. auch in:
Paul Lüth: Sprechende und stumme Medizin. Über das Patien-
ten-Arzt-Verhältnis. Frankfurt/Main 1975

Das gilt nicht nur für den besonderen Anwendungsfall des analytischen Gesprächs, das gilt für jede Begegnung zwischen Arzt und Patient. Genau genommen gilt das für unsere zwischenmenschlichen Beziehungen insgesamt.

Es gibt in unserer so lauten Kommunikationsgesellschaft eine sich ausbreitende Sehnsucht nach diesem wohltuenden, anteilnehmenden Wort – eine tiefe Sehnsucht nach wahrhafter Begegnung von Existenz zu Existenz. Und das gilt noch mehr für den kranken Menschen.

Mitten in der Welt des Lärmes breitet sich nämlich um die Kranken ein unheimliches Schweigen aus. Die Krankheit kommt und ihr folgt das Schweigen – kein gesundes Schweigen des Innehaltens und Sich-Erneuerns, sondern ein lähmendes Schweigen, ein Schweigen, in dem die Gedanken und Gefühlsregungen des Patienten mit jedem Tag mehr erstarren.

Unsere moderne Hochleistungsmedizin ist weithin stumme Medizin – eine stumme Medizin, die kaum Rücksicht nimmt auf die emotionalen und seelischen Bedürfnisse derer, die sich ihr anvertrauen.

Und so zeigen auch sämtliche internationalen Untersuchungen zur Kommunikationspraxis in Ordinationen und Spitälern[17]:

---

[17] Aus: Maximilian Gottschlich: Medizin und Mitgefühl – Die heilsame Kraft empathischer Kommunikation. Böhlau Vlg. Wien, 2. Auflage 2007

- Der Wunsch der Patienten nach einem Maximum an Information ist wesentlich größer als die Informationsbereitschaft der Ärzte;

- Patienten erwarten aber nicht nur ein Höchstmaß an Informationen über Krankheitszustand, Diagnose und Therapieverfahren, sondern sie verlangen auch und vor allem nach emotionaler Zuwendung;

- diese emotionale Zuwendung wird ihnen aber häufig verwehrt und dies wirkt sich nachweisbar negativ auf den Krankheitsverlauf und den Heilungserfolg aus.

Immer mehr Patienten sind in Österreich mit der medizinischen Behandlung in Spitälern und Ordinationen unzufrieden. Neuntausendvierhundert Beschwerden gab es im Jahr 2007 – um zehn Prozent mehr als noch im Jahr davor. „Und“, so kommentierte der Sprecher der österreichischen Patientenanwälte, „die Dunkelziffer dürfte noch zehnmal höher sein.“ Zwei Drittel der Beschwerden erfolgte zu Recht.

Dabei geht es nicht nur um eklatante Behandlungsfehler:
„Die meisten Patienten beschweren sich, weil sie sich von Ärzten oder Spitälern schlecht informiert und nicht ernst genommen fühlen.“

Österreichs Patienten machen da im europäischen Vergleich keine Ausnahme: Eine groß angelegte repräsentative Studie aus dem Jahr 2003, bei der Patienten in acht europäischen Ländern über ihre Einstellungen und Erwartungen befragt wurden – darunter auch Patienten aus Italien, Deutschland und der Schweiz – macht deutlich:

Europas Patienten fühlen sich nicht gut genug über Diagnosemöglichkeiten und Therapieverfahren informiert, wünschen sich bessere Kommunikation mit dem Arzt und erwarten in allen untersuchten Ländern ein hohes Maß an Mitwirkung bei den Entscheidungen über ihre Behandlung.

Eine jüngere Studie über Quantität und Qualität der Informationsversorgung holländischer Patienten im Krankenhaus – es handelte sich dabei um Lungenkrebspatienten – macht deutlich:[18]

Die Menschen quälen genauso viele Fragen nicht-medizinischer Art, wie unmittelbar medizinische Fragen etwa im Zusammenhang mit dem Therapieverlauf.

Die Fragen und Probleme, die Patienten im Spital bewegen, hängen zum überwiegenden Teil mit ihrer Gefühlsverfassung zusammen – mit den Gefühlen, die mit Diagnose und Therapie verbunden sind.

---

[18] Paul W.M. Nelissen: Informing Cancer Patients: Two Studies on the Effectiveness and Efficiency of Information Services in Hospitals. In: The European Journals of Communication Research, Vol. 25, 3/2000

Zugleich aber zeigt sich auch: Ärzte sind zwar bereit, auf medizinische Fragen zu reagieren – wenn diese Fragen seitens der Patienten auch gestellt werden; Ärzte sind aber nicht gewohnt, erstens von sich selbst aus, also ungefragt, ausreichend verstehbare Antworten zu geben, und zweitens mit den gesamten psychischen und sozial-psychischen Begleiterscheinungen eines Krankheitsverlaufs zurecht zu kommen.

Die Befunde signalisieren: Das empathische, mitfühlende Kommunikationsvermögen von Ärzten ist äußerst limitiert …

Solche und ähnliche Ergebnisse sind ein unüberhörbares Alarmsignal: Unser modernes, technisch hochgerüstetes, arbeitsteilig organisiertes und weithin anonym agierendes Gesundheitssystem ist krank – nicht weil es unfinanzierbar geworden ist – dieses Gesundheitssystem ist krank, weil es unter anderem eine krankmachende, unpersönliche Kommunikationsstruktur aufweist.

Was wir heute mehr denn je brauchen, ist eine kommunikative Medizin!

Grundlage einer solchen kommunikativen Medizin ist das Mitgefühl. Ohne Mitgefühl kann es zwar eine effizienzorientierte Gesundheitsindustrie und medizinische Spitzenforschung geben, nicht jedoch eine Kultur des Heilens.

Kommunikative Medizin ist mitfühlende Medizin – also eine Medizin, die besondere Sensibilität für die seelischen und emotionalen Bedürfnisse der Menschen entwickelt.

EMPATHISCHE KOMMUNIKATION BEWAHRT DIE WÜRDE VON ARZT UND PATIENT

Was das bedeutet möchte ich mit wenigen Überlegungen skizzieren:

Eine kommunikative Medizin begnügt sich nicht damit, einfach Informationsströme in Richtung des Patienten freizusetzen, um damit der rechtlichen Verpflichtung zur Aufklärung Genüge zu tun. Medizinische Aufklärung sollte heute eine Selbstverständlichkeit sein, die keiner weiteren Begründung bedarf, obwohl sie in der Praxis schlecht genug funktioniert.

Die eigentliche Verantwortung und Chance einer kommunikativen Medizin geht viel weiter: Sie sichert die Würde des Kranken – und damit auch die Würde des Arztes oder Pflegers.

Wollte man fragen, worin denn der elementare Anspruch menschlicher Würde zuallererst zum Ausdruck kommt, dann müsste man sagen: im Wort, in der Rede von Angesicht zu Angesicht. Aber nicht in irgendeinem beiläufigen Wort, nicht in einer Rede, die sich besonderer psychologischer Geschicklichkeit bedient und auch in keiner pädagogischen Rede, die den anderen beschämt oder in die Pflicht nimmt, schon gar nicht in einer im medizinischen Alltag so beliebten Rede, die den anderen sich gefügig macht, ihn sich unterwirft, ihn seine Hilflosigkeit spüren lässt, – all dieses Reden macht ja den anderen zum Objekt, versagt ihm insofern die Achtung und entkleidet ihn damit seiner Würde.

Das wahre Wort nämlich – und hier folge ich dem französischen Philosophen *Emmanuel Levinas* – das wahre Wort macht den anderen *nicht* zum Objekt, sondern löst ihn gerade aus seiner Objektivität und bringt so das verborgene Sein des anderen – sein *Subjektsein* – zum Durchschein. Selbst wenn man den anderen auch nur zum Thema machte, reicht es nicht aus. Dazu sagt *Levinas*: „Es bedarf der sprachlichen Beziehung, um ihn *sein* zu lassen, dazu achtet ihn die bloße Enthüllung, in der er sich als Thema darstellt, nicht genug."[19] Da ist der andere zwar enthüllt, aber nicht erkannt – und schon gar nicht in seinem Patient-Sein anerkannt!

Die wahrhafte kommunikative Beziehung verhilft dem anderen also, sich nicht nur nach außen hin als „Thema", als „medizinisches Thema" darzustellen, sondern das Sein dahinter, das *Selbst* des Patienten, das Selbst des Leidenden, ja des Sterbenden erkennbar werden zu lassen …

In dieser sprachlichen Beziehung, der Rede von Angesicht zu Angesicht – nicht von Rolle zu Rolle, sondern von *Existenz zu Existenz* werden *Achtung* erfahrbar und *Würde* möglich. Das gilt selbst dort, wo das gesprochene Wort den Kranken nicht mehr erreicht, die Rede verstummt. Denn dann geht es nicht mehr um das Gesagte, dann wird der eine für den anderen *selbst* zum Zeichen, *ist er selbst Sagen* – wie dies *Emmanuel Levinas* zutreffend formuliert.

---

[19] Aus: Max Picard: Die Welt des Schweigens. Fischer Vlg. Frankfurt/Main 1959, S. 70 f.

Die Aufrichtigkeit, das Wohlwollen, die Achtung – all diese sind nämlich keine Attribute des Sagens – das Sagen *vollendet* lediglich die Aufrichtigkeit, das Wohlwollen, die Achtung, die sich – wie *Levinas* meint – mit dem *Geben* vereinen muss.

In der Aufrichtigkeit, im Wohlwollen, in der Achtung und Anerkennung, die der Arzt, der Pfleger, die Pflegerin noch vor allem Gesagten *selbst sind*, geben sie sich dem bedürftigen anderen hin, verströmen sie sich an ihn. Da bedarf es dann keiner Worte mehr, keines Gesagten ... Mit-teilung wird dann zu einem Mit-Sein in umhüllender Liebe.

Wer so die Würde des anderen zum Motiv seines Handelns macht, der nimmt den anderen in seinen kommunikativen, in seinen emotionalen und schließlich auch seinen spirituellen Bedürfnissen ernst. Das ist ein moralischer Anspruch für jede unserer Begegnungen miteinander. Das gilt im Besonderen aber für die Begegnung mit leidenden, hilfsbedürftigen Menschen, deren Möglichkeiten der Selbstbestimmung durch Krankheit und Alter beschränkt sind.

Sie sind existenziell auf Kommunikation angewiesen. Im Zustand der Ohnmacht, des Kontrollverlustes, des Bewusstseins der Endlichkeit des Seins ist das Einzige, das bleibt, das Gehalten-Werden in Kommunikation, die Begegnung im Wort.

Denn der Mensch, so brachte es der Psychologe *Max Picard* auf den Punkt, wird mehr durch das Wort als durch alles andere bestimmt, er hängt mehr mit dem Wort zusammen als mit seiner Gestalt. Und:

„Hat der Mensch das Wort nicht mehr, in welchem die Wahrheit ist und welches das Da-Sein erzeugt, so wird die Gestalt zur bloßen Erscheinung" (*Max Picard*). Indem ich den anderen anerkenne, kann er sich als da-seiend empfinden.

Lassen wir es zu, dass der andere für uns mehr ist als bloße flüchtige Erscheinung? Verhelfen wir ihm zu jenem Wort, in dem Wahrheit, in dem *seine* Wahrheit zum Ausdruck kommen kann, in dem er also *da-sein* kann – in all seiner Ohnmacht, in all seinem Schmerz und seinem Leid?

KÖRPER, GEIST UND SEELE – EIN KOMMUNIKATIVES NETZWERK

Der Mensch ist ein hochdifferenziertes und ungemein empfindlich reagierendes kommunikatives Netzwerk, in dem Körper und Geist in permanentem wechselseitigen Austauschprozess stehen. Heute wissen wir, dass Körper und Geist – Soma und Psyche – eng zusammengehören, ja eine untrennbare Ganzheit darstellen, und dass die alte cartesianische Trennung zwischen subjektivem Bewusstsein und objektiver Wirklichkeit, zwischen Geist und Materie längst obsolet geworden ist.

Folgt man den Ergebnissen der noch recht jungen Fachdisziplin der Psycho-Neuro-Immunologie wird deutlich: Psychische Zustände, wie Stress, Trauer, Einsamkeit, Enttäuschungen, seelische Spannungen und Depressionen schwächen die körpereigenen Abwehrkräfte, während Freude, Zufriedenheit,

Entspannung, das Gefühl der Sinnerfüllung eigenen Tuns, das Gefühl aber auch geliebt und geachtet zu werden, diese Abwehrkräfte stärken.

Man könnte sagen: Kommunikation ist gleichsam der emotionale und seelische „Treibsatz" für die Aktivierung der T-Lymphozyten und der Antigene. Der Patient braucht also den mitfühlenden Blick des Arztes, das mitfühlende Wort.

Das belegt auch die neuere Gehirnforschung: Sie hat festgestellt, dass es neuronale Systeme gibt, so genannte Spiegelnervenzellen, die es uns ermöglichen, spontan und unwillkürlich in uns jene Gefühle zu rekonstruieren, die wir beim Mitmenschen wahrnehmen. Solche Spiegelneurone sind die neurophysiologische Basis dafür, dass wir den Gefühlszustand eines anderen intuitiv verstehen können.

Umgekehrt braucht der Mensch – insbesondere der Kranke – die Erfahrung verstehender Resonanz. Der Mensch und insbesondere der kranke Mensch muss sich in seiner emotionalen Befindlichkeit im anderen widergespiegelt finden. Das ist nicht nur ein fundamentales soziales Bedürfnis, sondern auch – wie die Gehirnforschung zeigen konnte – ein elementares biologisches Bedürfnis, ohne das wir letztlich gar nicht leben könnten. Wenn ein Mensch auf Dauer keinerlei Resonanz der Mitwelt auf die eigenen Gefühle erhält, dann wird er krank. Wir alle brauchen diese Resonanz der Mitwelt auf unsere eigenen Gefühle. Der Mensch bedarf der spiegelnden Wahrnehmung durch die Umwelt, um sich orientieren zu können.

Fehlt dieses Orientierungssystem, führt dies zu krankmachendem Stress – und chronischer Stress ist ein Krankheits- und Selbstzerstörungsprogramm.

Deswegen brauchen wir eine kommunikative, mitfühlende Medizin – eine Medizin, die auch auf die Kraft des anteilnehmenden, mitfühlenden Wortes setzt. Deswegen muss alles dazu getan werden, die Patienten aus dem Zustand krankmachenden Schweigens, aus dem Zustand der Orientierungsnot und der Hilflosigkeit in den Krankenhäusern zu „erlösen". Das kann nur mit dem mitfühlenden Wort gelingen.

Denn Worte sind eben nicht nur flüchtige Lautbildungen ohne weitere Folgen beim Hörenden, sondern Worte aktivieren im Hörer Handlungsideen und aktivieren Körpergefühle.

Auch das hat mit den Spiegelnervenzellen zu tun: Worte können über den Spiegelmechanismus im Hörenden Handlungs- und Empfindungsvorstellungen erzeugen, so dass das, was wir einem Menschen sagen, eine massive suggestive Wirkung entfalten und sein Befinden – positiv oder negativ – beeinflussen kann.

Zwei Drittel aller einschlägigen Studien, die sich in den vergangenen vierzig Jahren mit der Frage eines heilsamen Effekts positiver Kommunikation auseinandersetzten, konnten einen signifikanten Zusammenhang zwischen Kommunikationsqualität und

Gesundheitszustand nachweisen. Sowohl besonders intensive Kommunikation über das Krankheitsbild als auch über den Behandlungsplan beeinflussen deutlich und nachhaltig die jeweiligen Symptome wie Blutdruck, Blutzucker und Schmerzen.

Im Vergleich verschiedener Betreuungsmethoden bei Brustkrebspatientinnen zeigte sich: Jene Gruppen mit einer guten kommunikativen Betreuung wiesen über einen Beobachtungszeitraum von zwölf Monaten einen wesentlich besseren psychischen und physischen Gesundheitszustand auf als die anderen Gruppen.

Jene Patientinnen, die kommunikativ nicht gut betreut wurden, litten unter Depressionen, Angstzuständen und hatten noch ein Jahr nach der Operation diesen Eingriff nicht verkraftet.

David Spiegel von der medizinischen Fakultät der Universität Stanford konnte Ende der 1980er Jahre zeigen, dass Patientinnen mit metastasierendem Brustkrebs, die sich ein Jahr lang einmal pro Woche für neunzig Minuten zum Gedankenaustausch trafen und füreinander Fürsorge und gegenseitiges Verständnis entwickeln konnten, im Durchschnitt doppelt so lange überlebten wie Frauen in der Kontrollgruppe, die nicht auf diese Erfahrungen einer Selbsthilfegruppe zurückgreifen konnten. Keine der Frauen der Vergleichsgruppe lebte noch nach fünf Jahren, hingegen alle Frauen, die an den Gruppentreffen teilgenommen hatten.[20]

Ähnlich beeindruckende Ergebnisse erbrachten Studien an der medizinischen Fakultät der Universität von Los Angeles.

Melanompatientinnen, die an einer nur sechswöchigen psychologischen Gruppentherapie teilnahmen, wiesen sowohl eine verbesserte emotionale Befindlichkeit auf als auch eine, im Vergleich zur Kontrollgruppe ohne psychotherapeutische Begleitung, erhöhte Zahl und Aktivität der natürlichen Killerzellen. Diejenigen Melanompatientinnen, die an der Gruppentherapie teilgenommen hatten, erlitten – so konnten die Autoren in einer Nachfolgestudie fünf bis sechs Jahre nach der Intervention zeigen – mit höherer Wahrscheinlichkeit kein Rezidiv und überlebten ihre Krebskrankheit länger.[21]

Zahlreiche Studien konnten nachweisen, dass sich nicht nur der Klinikaufenthalt durch besondere psychosoziale Interventionen verkürzt, sondern sich auch die mit dem Krankheitsgeschehen verbundenen Folgen wie Angst, Depression und Schmerzen deutlich verbessern.

---

[20] David Spiegel et. al.: Effects of Psychosocial Treatment on Survival of Patients with Metastatic Breast Cancer. In: Lancet, Vol. 334, Oct. 1989, S. 888-891
[21] Vergl. Christian Schubert, Gerhard Schüssler: Empirische Befunde der Psychoneuroimmunologie. In: Thure von Uexküll, R. Adler (Hrsg.): Psychosomatische Medizin. Urban und Fischer, München 2003, S. 145-160

Ein bewusstes Eingehen auf die extreme Stresssituation von Krebspatienten reduziert deren psychologisch mitbedingte Morbidität.

Umgekehrt deutet alles darauf hin, dass psychische Stressfaktoren wie Depression, Angst, Verzweiflung und soziale Isolation zu einem schnelleren Auftreten eines Tumorrezidivs beitragen. „Vermehrte Verdrängung negativer Emotionen und ausgeprägte Hilf-und Hoffnungslosigkeit angesichts einer Krebserkrankung erweisen sich in den meisten der hierzu durchgeführten Studien in signifikantem Zusammenhang mit einem erhöhten Risiko, an Krebs zu sterben", stellen die beiden Innsbrucker Psychoneuroimmunologen *Schubert* und *Schüssler* fest.[22]

Diese Menschen brauchen Mitgefühl und mitfühlende Beziehungen – sie brauchen Mitgefühl zum Leben und zum Überleben …

Die positive Wirkung anteilnehmender Kommunikation, sozialer Nähe und des Gefühls der Geborgenheit ist ausreichend empirisch bewiesen.

Noch dazu handelt es sich dabei um Studien, die den methodologischen Prinzipien naturwissenschaftlicher Forschung entsprechen. Es gäbe also keinen Grund, an der Relevanz der Ergebnisse zu zweifeln und zu zögern, aus diesen Ergebnissen auch die adäquaten Schlussfolgerungen für die Theorie und Praxis der Arzt-Patienten-Interaktion zu ziehen.

---

[22] ebda

Dennoch sind diese wichtigen Ergebnisse noch nicht in das Bewusstsein der Schulmedizin vorgedrungen.

Naturwissenschaftlich ausgebildete Mediziner können nicht glauben, dass positive, mitfühlende Kommunikation entscheidend und messbar zum Behandlungserfolg und damit zum Heilungsprozess beiträgt.

Umso wichtiger ist es unermüdlich klar zu machen: Empathische Kommunikation ist nicht nur eine moralische Verpflichtung, sondern eine medizinische Notwendigkeit!

Wir haben nichts anderes als das mitfühlende Wort, nichts anderes als unsere mitfühlende Anteilnahme, um den immunrelevanten psychischen Leidensdruck der Patienten und Patientinnen zu vermindern.

Das Erstaunliche ist: Schon geringe Formen gezeigten Mitgefühls im Rahmen ärztlicher Konsultationen reduzieren deutlich den Stressfaktor Nummer eins, die existenzielle Angst.

Eine amerikanische Forschergruppe an der John Hopkins Universität in Baltimore führte ein Video-Experiment durch, bei dem unterschiedliche ärztliche Kommunikationsstile von Brustkrebspatientinnen bewertet werden mussten. Und es zeigte sich, dass ein Arzt dann als mitfühlend wahrgenommen wird, wenn er deutlich merkbar auf den emotionalen Zustand der Patientin verbal eingeht. Dazu reichen, wie in diesem

Experiment gezeigt werden konnte, schon vierzig Sekunden![23]

Ein mitfühlender Kommunikationsstil des Arztes senkt also deutlich das Angstniveau der Patientinnen. Mitgefühl reduziert Angst.

Der Grundsatz müsste lauten: Emotion geht vor Information, Aufklärung ersetzt nicht Zuwendung. Und damit tun sich Ärzte schwer. Sie entwickeln allerlei Schutzmechanismen, um von den Emotionen des Patienten gerade nicht affiziert zu werden: Der Patient „klagt am Arzt vorbei" …

Damit tritt aber ein verhängnisvoller Mechanismus in Gang: Je weniger der Patient von der Medizin in seinen primär emotionalen Bedürfnissen wahrgenommen wird, desto geringer ist sein ursprünglich intaktes Vertrauen als Hilfsbedürftiger dem Hilfe gewährenden Arzt gegenüber. Je geringer aber das Vertrauen, desto größer die Angst vor der Medizin und der durch sie bewirkten systemimmanenten, technokratischen Fremdbestimmung. Je geringer das Vertrauen, desto geringer auch die Voraussetzung für positives Heilungsgeschehen. Denn Heilen hängt grundlegend mit Vertrauen und der Kraft positiver Überzeugungen zusammen.

Der Patient erlebt sich selbst nicht nur als hilfsbedürftig, sondern auch als ohnmächtig, und er erlebt die Medizin als System der Macht und der Herr-

---

[23] ebda

schaft, der gegenüber er sich unterworfen und ausgeliefert sieht.

Je größer aber die Angst des Patienten vor einem entfremdenden und entfremdeten Medizinsystem, desto intensiver und auch berechtigter der Eindruck der Patienten, dass diese Medizin nicht für den Patienten da ist, sondern der Patient für das Funktionieren und die Aufrechterhaltung des Systems.

Das ist ein verhängnisvoller Vorgang, den man als Enteignung der Krankheit, bezeichnen könnte, währenddessen genau das Gegenteil passieren sollte: dass nämlich der Patient in die Lage versetzt wird, sich intensiv geistig, emotional und seelisch mit seinem Kranksein auseinanderzusetzen.

DIE QUALITÄT EXISTENZIELLER KOMMUNIKATION

Das gilt insbesondere für schwere Erkrankungen.

Gute Krebstherapie ist immer zugleich auch gute Kommunikationstherapie.

Worin besteht diese besondere Kommunikationsqualität? Sie besteht im Bemühen, den anderen, den Leidenden wirklich zu verstehen.

Bloß funktionale Aufmerksamkeit, wie sie der positivistischen, kausalanalytischen Schulmedizin heute noch eigen ist, verfehlt dieses Ziel. Eine an der Ganzheit des Patienten orientierte naturwissenschaftliche und zugleich erfahrungsheilkundliche Behandlung braucht auch eine an der Ganzheit des leidenden Menschen orientierte Kommunikation. Eine Kommunikation also, die im Patienten weder einen medizinischen „Fall", noch einen anspruchsberechtigten Kunden sieht, sondern das leidende Subjekt mit seinen existenziellen Sorgen und Ängsten. Darauf kann man nicht mit bloß angelernten rhetorischen Fertigkeiten reagieren. Das erfordert Ärzte, die bereit sind, das Wort, das sie an die Patienten richten, mit ihrem ganzen Wesen zu sprechen – also mit dem Patienten in eine Beziehung der persönlichen Nähe einzutreten.

Wenn das gelingt, dann entsteht eine Form von Beziehung, die ich als „existenziell" bezeichnen möchte. Eine solche existenzielle Kommunikationsbeziehung ist genau das Gegenteil dessen, was heute in Ordinationen und Kliniken geschieht.

Was verstehe ich unter existenzieller Kommunikation? In der existenziellen Kommunikation geht es primär um das Selbst des Patienten. Das sanative Potenzial ärztlicher Kommunikation bemisst sich an der Fähigkeit des Arztes, das *Selbst* des Patienten zu verstehen. Das Selbst ist die Quelle und Grundlage der psychischen Individualität eines Menschen, sein So-Sein, in dem seine Erfahrungen, Erwartungen, Wünsche, Sehnsüchte und Ängste aufgehoben sind. Das Selbstkonzept ist gleichsam ein verborgener Plan, der zu Rate gezogen wird, um sich in der Situation der Krise und existenziellen Entscheidung selbst zu verstehen. Es bestimmt das Verhalten des Menschen, organisiert seine Wahrnehmung und sein Erleben. Deswegen ist es so wichtig, das Selbst des anderen, das Selbst des Patienten zu verstehen.

Carl R.Rogers, der Begründer der klientenzentrierten Gesprächstherapie, hat klar gemacht, dass es nicht darum geht, dass *wir* den anderen verstehen, sondern, dass es zunächst darauf ankommt, den anderen von *seinem* Standpunkt aus zu verstehen – also zu verstehen, was dem anderen die Aussage bedeutet. Das setzt zweierlei voraus:

- erstens den Verzicht auf sofortige Klassifikation und Bewertung des anderen;
- und zweitens die Bereitschaft, sich durch die Aussage des anderen verändern zu lassen.

Das ist der entscheidende Schlüssel zur mitfühlenden Kommunikation. Wer einen anderen wirklich zu verstehen sucht, geht bewusst das Risiko ein, vom anderen verändert zu werden.

Deswegen scheuen wir uns ja auch oft vor dieser Herausforderung, in das Bezugssystem des anderen vollständig und mitfühlend einzutreten ... nicht nur die Ärzte, sondern wir alle in der Begegnung miteinander. Wir wollen uns nicht vom anderen, in der Begegnung mit dem anderen verändern lassen.

Deswegen bedienen wir uns lieber unserer Masken und imageerhaltenden Rituale – sie gaukeln uns ein Bild vermeintlicher Sicherheit und Unantastbarkeit vor. Währenddessen aber genau das Gegenteil geschehen sollte: In der Situation existenzieller Kommunikation fallen die Masken und werden alle imageerhaltenden Rituale obsolet.

EXISTENZIELLE ÄHNLICHKEIT ZWISCHEN ARZT UND PATIENT

Den anderen wirklich zu verstehen, heißt also ihn nicht von unserem eigenen Standpunkt aus verstehen zu wollen – sondern den anderen von *seinem* Standpunkt aus zu verstehen, hinter *seinen* Worten, öfter noch hinter seinem Schweigen, den seelischen Zustand, der sich hinter dem Schweigen verbirgt, zu erschließen.

Den Patienten verstehen zu wollen heißt primär, zu versuchen, sich in seine Gefühlswelt einzufühlen …

Das ist eine Leistung der „emotionalen Vernunft", die heute vielfach in den Hintergrund gedrängt wird. „Emotionale Vernunft" – ein Begriff der Schweizer Psychotherapeutin *Carola Meier-Seethaler* – verhilft uns zur ganzheitlichen, intuitiven Anschauung. Im Unterschied zur alles dominierenden „Logik des Verstandes", die sich der Dinge und der Menschen bemächtigen will, verhilft uns die „emotionale Vernunft", verhilft die „Logik des Herzens" dazu, uns in den Menschen einzufühlen, ihn gerade nicht zum Objekt zu degradieren.

Die „Logik des Verstandes" bleibt meist bei der Pathophysiologie der Krankheit stehen, was dazu führt, dass solcher Art die Krankheit gleichsam vom Menschen losgelöst wird, um sie als vom Subjekt unabhängige „Sache" zu behandeln.

Empathische Kommunikation ist hingegen eine Leistung der „emotionalen Vernunft". Sie beginnt nicht mit dem Sprechen, sondern mit dem Zuhören, und zwar einem aktiven Zuhören. Empathisches Zuhören ist Anwesenheit im Zuhören, ohne zu klassifizieren. Erst ein solches aktive Zuhören eröffnet nämlich dem anderen den psychischen Raum, in dem er selbst sein kann.

Darin steht der empathische Arzt zum Patienten in einer Beziehung der Diakonie – man könnte auch sagen in einer Beziehung der Solidarität.

Diese Solidarität zwischen Arzt und Patient speist sich aus der tiefen Einsicht in die existenzielle Bedürftigkeit und Verwundbarkeit des Menschen. Sie speist sich aus der Einsicht, dass auch der Arzt Krankheit und Leiden in sich trägt und darin dem äußeren Patienten ähnlich ist.

Ich als Arzt bin genauso verwundbar wie du als Patient. Wir beide, du und ich, sind Leidende im Leben wie im Sterben. Aus dieser Einsicht existenzieller Ähnlichkeit zwischen Arzt und Patient entsteht jene besondere Solidarität – eine Solidarität der Verletzten und der Verletzbaren.

Der Arzt erkennt sich wieder im Patienten und der Patient sieht sich im mitfühlenden Antlitz des Arztes erkannt, anerkannt und verstanden.

Aus diesem tiefen Gefühl der Solidarität schöpft der Arzt – schöpfen wir alle – die Kraft zum Mitgefühl, die Kraft zur empathischen Kommunikation.

Und dann, wenn dies gelingt, vermag auch das Wort des Arztes für den Patienten eine neue Wirklichkeit hervorzubringen: eine Wirklichkeit, in der die lähmende Sprachlosigkeit, in der das lähmende Gefühl der Sinnlosigkeit und der Hoffnungslosigkeit überwunden ist – und Heil und Heilung möglich werden können …

Diese, das Leid transzendierende Kraft empathischer Kommunikation eröffnet also einen neuen Raum des Selbst-Sein-Könnens.

Diesen Raum, nennen wir ihn ruhig einen spirituellen Raum, den das mitfühlende Wort eröffnet – den das aus der Solidarität der Verletzten geborene, mitfühlende Wort eröffnet – diesen Raum betreten beide *gemeinsam*: Hilfesuchender und Helfer in der Not, Arzt und Patient, Pfleger und Betreuer. Der eine *mit* dem anderen, der eine *durch* den anderen. Das ist auch der Ort der unvermeidlichen und drängenden Sinnfrage – fokussiert in dem Schrei der Verzweiflung nach dem „Warum?" und dem „Warum ich …?"

Weder der Arzt noch die betreuenden Personen können die Sinnfrage menschlicher Existenz für den Patienten beantworten – das wäre in der Tat eine Überforderung.

Aber was sie tun können, ist ein Klima des *Wahrhaftig-Werden-Könnens* zu schaffen: durch *Achtung, Zuneigung, Mitgefühl* und *Solidarität.*

Dieses kommunikative Klima mitfühlender Solidarität verhilft dazu, die existenziellen *Ängste* zu vermindern, jene existenziellen Ängste, die dem für die Selbsterkenntnis und Sinnfindung notwendigen Prozess des Wahrhaftig-Werden-Könnens entgegenstehen.

Denken wir an Schwerstkranke: Mitten im Bewusstsein eines schwindenden Restes der noch verbleibenden Strecke des Lebens, mitten in der bedrückenden Realität begrenzter und zunehmend schwindender Möglichkeiten gilt es die noch verbleibenden Möglichkeiten und den mit ihnen verbundenen Sinn zu entdecken.

„Sinn", sagt *Viktor Frankl*, „ist Wahrheit, die auf ihre Verwirklichung noch wartet." Bis zuletzt – gleichsam bis zum letzten Atemzug …

Das ist eine genuin kommunikative Aufgabe, denn die Wahrheit hat dialogischen Charakter: die eigene Wahrheit lässt sich nur im Dialog mit der durch den anderen vermittelten Wahrheit finden.

Insofern die eigene Wahrheit zugleich aber auch mit der schmerzlichen und leidvollen Akzeptanz der eigenen Grenzen, der eigenen Begrenztheit, der eigenen Vergänglichkeit zu tun hat, lässt sich diese Wahrheit der eigenen menschlichen Begrenztheit und Endlichkeit letztlich aber nur im Dialog mit der Wahrheit Gottes finden.

Diese Wahrheitsfindung möglich werden zu lassen, ist die vornehmste kommunikative, emotionale und spirituelle Herausforderung für alle, die – in welcher Funktion auch immer – Menschen auf ihrem Weg durch das Kranksein, auf ihrem Weg durch das leidvolle und schmerzhafte Erleben der eigenen Endlichkeit begleiten.

Und hier – vor dem Hintergrund der Sinnproblematik menschlicher Existenz – eröffnet sich für das ärztliche Begleiten – oftmals das Begleiten bis zum Ende – nochmals eine neue Dimension solidarischer Beziehung zwischen Arzt und Patient, zwischen Betreuer und Betreutem. Diese solidarische Beziehung lässt sich mit *Alfred Längle*, dem ehemaligen Mitarbeiter *Viktor Frankls*, folgender Maßen formulieren:

„So wie du jetzt um den Sinn deines Lebens ringst, werde auch ich einmal als Kranker um den Sinn meines Lebens ringen. Nichts unterscheidet uns voneinander, außer der zeitliche Abstand ...“

Aus dieser doppelten Solidarität, der Solidarität der um Sinnfindung Ringenden und der Solidarität der Verletzten und Verletzbaren, bezieht das Wort von Angesicht zu Angesicht, das Wort, das der Arzt, das die betreuende Person selbst *sind*, seine heilstiftende, seine therapeutische Kraft. Und diese Kraft des Wortes ist es, die Schmerz und Leid, qualvolle Angst und dunkle Verzweiflung trotz ihrer Unerbittlichkeit zu verwandeln vermag ...

Und dann kann es geschehen, dass etwas von dem Heil zum Durchschein kommt, nach dem sich alle, Gesunde wie Kranke, Zeit ihres Lebens sehnen ...

Fragen an Maximilian Gottschlich

Ich danke Ihnen sehr für Ihre Ausführung zum Mitgefühl. Es erfüllt mich total. – Aber wie schaffe ich das? Ich glaube das Wesentliche daran ist, dass der, der Mitgefühl gibt, Angst hat, er könnte Kraft und Zeit verlieren. Andererseits weiß ich aus der buddhistischen Lehre, dass, wenn man für das Wohl des anderen da ist, auch die Kraft zu einem kommt. Dann wird auch für einen gesorgt. Und dafür ist die göttliche Anbindung wichtig. Wenn der Arzt nicht die Kraft hat, kann er mit dem Patienten beten. Kraft, Mitgefühl und die Energie kommen dann auch. Wir sind immer mit diesem religiösen Ursprung verbunden. Ich möchte das einmal als Anregung geben. Den Mut zu haben, auch mit den Patienten zu beten.

Ja, ich denke, das Gebet ist wahrscheinlich im religiösen Sinne die richtige Antwort auf die Problematik. Ich war einmal vor vielen Jahren eingeladen von *Prof. Nagel*, dem Vorsitzenden der deutschen Krebsforschung und Krebsgesellschaft, der das zehnjähriges Bestehen eines Instituts für Krebsbiologie gefeiert hat. Einer der dort teilnehmenden Ärzte sagte: Wenn ich nicht weiter weiß, dann sage ich dem Patienten: „Ich kann jetzt für Sie nicht sehr viel tun, aber ich gehe jetzt nach Hause und zünde für Sie eine Kerze an." Das muss man sich vorstellen, mitten unter Naturwissenschaftlern sagt einer: Wenn ich nicht weiter weiß, dann wende ich mich an eine andere Instanz. Also ich kann das nur unterstreichen, was Sie sagen.

Klaus-Dieter Platsch: *Sie haben ja vorhin auch schon erwähnt, dass viele Befunde von Schulmedizinern erhoben worden sind und permanent erhoben werden, die eigentlich zu einem völlig anderen Denken in der Medizin führen müssten. Und im Zusammenhang mit dem Gebet existieren seit einigen Jahrzehnten schon sehr fundierte doppel-blindkontrollierte Studien, die ganz klar nachweisen, dass das Gebet – selbst aus der Ferne und bei Menschen, die man persönlich nicht kennt – signifikante Heilwirkungen entfaltet und so sogar eine medizinische Notwendigkeit sein müsste.*[24]

Es gibt im Christentum den Satz: Wo zwei oder drei in meinem Namen zusammen sind, da bin ich mitten unter ihnen. Das ist die Aktivierung eines Feldes – eines heilsamen Feldes.

Ihr Vortrag hat mich sehr aufgewühlt und sehr nachdenklich gemacht. Das, was Sie hier fordern, kann, denke ich, jeder, der Arzt geworden ist, aus innerer Überzeugung nur unterstreichen. Aber ich überlege mir auch, in welcher Welt Sie leben und in welcher Welt ich lebe. Ich mache den „Job", den ich als Berufung erlebe, seit über dreißig Jahren und ich bin Nervenarzt geworden, weil ich den Menschen mit seinen körperlichen und seelischen Aspekten behandeln wollte. Aus diesem Grund habe ich eine psychotherapeutische und eine TCM-Ausbildung gemacht. Fakt ist, dass ich vor zehn Jahren meinen Kassenarztsitz als Nervenarzt nach zwölf Jahren des Prakti-

---

[24] Vergl. K.-D. Platsch: Was heilt – vom Menschsein in der Medizin. Theseus, 2. Auflage 2008, S. 145-148

zierens verkauft habe, weil eine in meinen Augen vernünftige, ganzheitlich nervenärztliche Behandlung nicht mehr finanzierbar war. Ich kann Ihre Forderung an uns Ärzte gut verstehen, aber auf der anderen Seite erlebe ich auch, unter welchen Bedingungen meine Kollegen und Kolleginnen in den Kassenpraxen arbeiten müssen; Bedingungen, die einfach unmenschlich sind. Darum engagiere ich mich auch seit geraumer Zeit berufspolitisch. Wenn ich sehe, wie viele Ärzte in den letzten dreißig Jahren krank geworden sind, weil sie ihren Anspruch an eine Medizin haben, die nicht mehr machbar ist ... Die ins Burnout kommen, aufhören und innerlich resignieren ...

Ich erhoffe mir von dieser Tagung auch einen weiteren Schritt: Wie können wir Ihre Forderungen in den Alltag umsetzen? Wenn ich z.B. sehe, dass mein Mann als Orthopäde – wir haben eine Praxisgemeinschaft – pro Quartal sechs Minuten Patientenkontakt bezahlt bekommt. In der Zeit soll er zuhören, soll er eine psychosomatische Diagnostik machen, soll er eine Therapie durchführen. Fast alle Kassenmediziner sind in diesem Spagat, der nicht mehr machbar ist. Wenn Sie sagen: Geld spielt keine Rolle; natürlich spielt Geld eine Rolle! Denn wenn ich als Arzt schon nicht daran denke, tut es ganz schnell meine Bank. Und ich kenne viele Ärzte bei uns in Nordrheinwestfalen, die pleite sind. Vielleicht dreißig oder vierzig Prozent der Orthopäden. Also wie kann man das, wofür Sie plädieren, in einer allgemeinmedizinischen Praxis umsetzen?

Und noch ein Punkt: Vor einigen Wochen haben wir einen Ethikprofessor an der Charité gehört, der auch einen sozialpolitischen Aspekt unserer Medizin vertritt. Vor dreißig Jahren entschied noch ohne wenn und aber der Chefarzt, was gut für den Patienten in der Klinik ist, heute entscheidet der Case-Manager, also der Gesundheitsökonom, ob ein Patient entlassen wird. Vor wenigen Tagen bekam ich folgende Nachricht einer ärztlich psychotherapeutischen Kollegin: Der Chefarzt, der ihre Mutter behandelt hat, sagte: Mein Case-Manager sagt, Ihre Mutter muss zu Hause sterben, sie darf nicht hier sterben. Also in was für einer Gesellschaft leben wir eigentlich? Und eine letzte Bemerkung: Fakt ist, dass Medizin zur Ware geworden ist. Es zählt das Geld und es ist ganz schwer sich dagegen zu wehren. Und der Patient ist eine Ressource, um Geld zu verdienen, und ich erhoffe mir von diesem Symposium heute Nachmittag, diesen Spagat innerlich für mich auflösen zu können.

Ich bin da in einer privilegierteren Situation als Sie, das gebe ich zu. Ich darf sozusagen als Krokodil etwas von außen einmahnen. Meine Antwort könnte nur in Richtung der gestrigen Antwortversuche gehen, dass es nicht sein darf, dass das System unser Denken dominiert. Dann würden wir ja unsere Verantwortung an das System abgeben. Und das System kann sich nur verändern, wenn sich jeder einzelne – in dem Fall der Arzt – verändert. Bis eine kritische Masse, die ja sozusagen im Denken immer vorhanden ist, in der Lage ist, das System und seine Strukturen zu verändern. Aber dass es nicht leicht ist, den Idealanspruch des Arztseins wieder zurückzugewinnen, glaube ich schon, denn die Entfremdung ist so groß geworden. Das System hat den Arzt von seiner eigentlichen Aufgabe entfremdet und das ist in Ihrem

Satz, dass die Medizin sozusagen zur Ware verkommen ist, zum Ausdruck gekommen.

Wenn die Medizin zur Ware verkommen ist, ist es ein gutes Indiz dafür, dass unser Bewusstsein verdinglicht wurde. Das ist das, was *Georg Lukács*, Marxist und Mitglied der kritischen Theorie, im Anschluss an *Marx* formuliert hat: Die Verdinglichung unseres Bewusstseins besteht darin, dass der Eigenwert unserer sozialen Beziehungen verloren geht und dass sie nur mehr unter dem Gesichtspunkt des Tauschwertes gesehen werden. Wenn die Medizin ausschließlich unter dem Gesichtspunkt des Tauschwertes gesehen wird – „Du brauchst etwas, was ich dir geben kann, dafür gibst du Geld" –, dann geht der Eigenwert der Medizin verloren. Dann befinden wir uns alle in einer entfremdeten Situation. Und das, was Sie beschrieben haben, ist tatsächlich das Leiden an dieser entfremdeten Situation.

Das System wird nie von sich aus Interesse haben, diesen Zustand zu verändern. Daher agiert es so, wie es agiert, nämlich effizienzorientiert. Indem die ökonomische Rationalität eine andere Rationalität verdrängt hat. Die ökonomische Rationalität – im Sinne des Case-Managements, des Disease-Managements –, die ökonomische Rationalität verdrängt alle anderen Bereiche. Und darunter leiden nicht nur die Patienten, sondern auch die Ärzte, und die hohe Burnout-Quote unter Ärzten, speziell die Selbstmordrate unter Anästhesisten, ist ein ganz gutes Beispiel dafür. Das heißt, der Arzt verliert die Möglichkeit der Sinnfindung seines Tuns. Und weil der Arzt in seinem Tun keinen Sinn außer einen ökonomischen sieht – oder vielfach nur, oder immer stärker –, vermag er auch nicht diesen notwendigen

Sinnfindungsprozess, der Detail des Heilprozesses beim Patienten ist, zu aktivieren. Also es geht nur darum, dass Menschen wie Sie mit ihrem wachen Bewusstsein das System zu verändern versuchen.

Ich verstehe auch nicht, warum es so wenig Solidarität unter den Ärzten gibt. Es sitzen ja sehr viele Ärzte hier; warum können die nicht zu Kampfgemeinschaften werden? Es gibt in Deutschland etwa hunderttausend Selbsthilfegruppen – das sind Notgemeinschaften gegen das medizinische System, das ihnen die emotionale Zuwendung vorenthält. Das sind auch Wähler! Also ich glaube, Sie hätten nicht nur die Solidarität unter den Ärzten, sondern Sie hätten auch die Medien als Verbündete. Denn die Medien, die Journalisten, sind ausschließlich konfliktorientiert. Für sie ist alles, was einen Konflikt beinhaltet, eine Geschichte wert. Man hätte die Patienten und mit den Patienten die Leser, Hörer und Seher zugleich – und damit auch die Medien. Wenn eine Gruppe schlagkräftig in dieser Gesellschaft ist, in der es um ein zentrales, dominierendes Thema, das viele Menschen angeht, geht – und das ist das Top-Thema der Menschen: Gesundheit –, dann müsste es doch möglich sein, dass diese Gruppe artikulationsfähig wird, sich politisch artikuliert und damit Strukturen verändert; neue Formen von Systemen in Krankenhäusern schafft, neue Formen der Entlohnung. Und es ist ganz klar: Mit sechs Minuten für einen Patienten und mit dem Denken, dass man ökonomisch überleben muss, kann man nicht heilsam wirken. Das ist richtig.

Klaus-Dieter Platsch: *Spannend finde ich, dass wir so oft vom System sprechen, also wieder von ei-*

ner Abstraktion. Was ist denn das System? Das System sind eigentlich die Menschen. Die Menschen, das sind die Ärzte, die Patienten, die Heilberufler, das sind die Menschen, die die KV-en verwalten, das sind die Menschen in den Ärztelobbys, in den Kammern, das ist jeder einzelne in der Gesellschaft. Und ich denke, wenn wir nur anonym von einem System sprechen und damit meinen, wir sind Opfer dieses Systems, dann müssen wir uns die Frage stellen, wer denn die Exponenten des Systems sind und ob diese Exponenten nicht auch die Selbstermächtigung haben, etwas in diesem System verändern zu können? Ich glaube, wir sind hier auch zusammengekommen, um genau in diesem Sinne bewusster zu werden und in diesem Bewusstsein weiterzugehen.

Teilnehmerin: *Ich habe Ihren Vortrag sehr aufmerksam verfolgt. Ich bin keine Medizinerin, aber seit sechsunddreißig Jahren im Bereich Medizin involviert. Ich mache jetzt gerade eine Ausbildung zur Heilpraktikerin. Mich interessiert dieses Thema hier sehr und ich finde es toll, dass so etwas überhaupt stattfindet. Mich hat das Thema Medizin – so wie ich es erlebt habe – dazu gebracht, in die Richtung Heilpraktikerin zu gehen, weil ich das alles, worüber wir hier sprechen, in der gängigen Medizin nicht vorgefunden habe.*

Nun trage ich seit vielen Jahren einen Satz mit mir in meinem Herzen: „Nur wer sich selbst liebt, liebt die ganze Welt." Mir fehlt in Ihrem Vortrag ein bisschen der Appell an die Mediziner, erst einmal dieses Mitgefühl für sich selber zu empfinden. Denn ich meine, nur so kann man es weitergeben. Ich woll-

te Sie fragen, ob Sie das auch so verstehen und un-
terstützen.

Die Frage des Mitgefühls für sich selbst muss man scharf zur Selbstwehleidigkeit abgrenzen, zum falschen Selbstmitleid. Das folgt dem *Fromm*'schen Satz: „Es kann nur der lieben, der sich selbst liebt". Das ist in dem Sinne nichts Neues. Diese Selbstliebe, die nicht egoistisch sein darf, bedeutet, sich selbst anzunehmen in all den Stärken, aber auch in all den Schwächen – und in diesem Sich-Annehmen die Fähigkeit zu entwickeln, auch den anderen in seinen Stärken und Schwächen anzunehmen. Dazu ist es allerdings notwendig, dass man sich mit sich selbst auseinandersetzt. Und in diese Auseinandersetzung gehören auch die Ängste der Ärzte. Eine Angst von Ärzten besteht darin, dass die Erwartungshaltung des Patienten so hoch ist; nämlich jetzt und hier und schnell und auf Dauer geheilt zu werden. Das ist beängstigend für den Arzt.

Aber es gibt noch eine tiefer sitzende Angst. Das ist die Angst, durch den äußeren Patienten immer auch an die eigene Hinfälligkeit, an das eigene Leiden erinnert zu werden. Der äußere Patient erinnert den Arzt an seinen inneren Patienten. Jeder Arzt hat einen inneren Patienten, mit dem er in Interaktion steht und der ihm auch die Intuition gibt, dem äußeren Patienten etwas Gutes tun zu können. Aber der Patient hat auch einen inneren Arzt, auf den er hören kann. Und jetzt kann folgendes Problem passieren: Wenn der Arzt nicht auf seinen inneren Patienten hört und um den Preis des Niederhaltens, des Stummhaltens des inneren Patienten den äußeren Patienten behandelt, und wenn umgekehrt der Patient nicht auf seinen inneren Arzt horcht, sondern um den Preis des Niederhaltens des inneren Arztes einen äußeren Arzt aufsucht, dann gehen die Kommunikationsprozesse über Kreuz. Das ist der tiefste psychoanalytische, psychodynamische Grund, warum die Arzt-Patienten-Beziehung nicht gelingen kann. Weil um den Preis einer Entfremdungssituation der Patient nicht auf den inneren Arzt horcht und zum äußeren geht, und der äußere Arzt nicht auf seinen inneren Patienten horcht und deswegen den äußeren Patienten behandelt. Das heißt mit anderen Worten, der Arzt will nicht an das eigene Leiden erinnert werden. Deswegen macht er automatisch zu – dabei kann er unendlich freundlich und kundenorientiert sein, und alles für den Patienten tun. Er will nur nicht affiziert werden von ihm, weil affiziert werden heißt, sich innerlich verändern zu müssen. Das heißt, jeder Patient mahnt den Arzt an seine eigene Sterblichkeit. Und das ist das große, fundamentale Kommunikationsproblem.

Die Antwort lautet: Wenn der Arzt nicht in der Lage ist, sich mit seiner eigenen, inneren Leidensspannung kreativ auseinander zu setzen, dann bleibt er verletzlich, dann wird er selber krank. Ich zitiere da im Buch „Medizin und Mitgefühl" einen asiatischen Heiler, *Muktananda*, der vor tausend Psychotherapeuten in Kalifornien gesprochen hat. Ich zitiere dazu eine Passage aus seiner Biographie: „... und da stand ich nun und sprach zu diesen tausenden Psychotherapeuten und nach meinem Vortrag sagten sie: Meister, wir können das nicht leben, was Sie da vorschreiben. Wir selber werden krank. Und darauf sagte ich – schreibt *Muktananda* –: `Recht geschieht euch, dass ihr krank werdet. Ihr habt es nicht besser verdient`. Warum? Weil ihr erst Mensch werden müsst, bevor ihr Menschen behandelt."

Menschwerden heißt, sich mit der eigenen Existenz auseinanderzusetzen, das meint vielleicht der Begriff, den Sie eingebracht haben: Mitgefühl mit sich selbst haben. Das ist ein aktiver Auftrag, sich mit der eigenen Ähnlichkeit auseinanderzusetzen und zu fragen: Warum bin ich Arzt geworden? Bin ich Arzt geworden in der verborgenen Hoffnung, dem Tod zu entkommen? Ein tiefenpsychologischer Grund. Warum wird jemand Arzt? Warum wird jemand beispielsweise Gynäkologe? Das sind tiefe, in die Tiefe der Seele reichende Motive. In der Auseinandersetzung damit will ich Ihnen Recht geben: Wer das kann, der kann dann auch Mitgefühl für den anderen entwickeln. Sonst ist er immer selbst der Betroffene und macht zu.

Du und ich: Wir sind eins.
Ich kann dir nicht wehtun,
ohne mich zu verletzen.

Mahatma Gandhi

Das Wort des Mitgefühls

Anna Platsch

Achtzehn Sekunden Stille.

Achtzehn Sekunden lang hört ein Mensch, der eben die Diagnose Krebs erhalten hat, nichts mehr[25]. Er ist nicht in der Lage, auch nur irgendetwas aufzunehmen.

Ich weiß nicht, wie oft in Ihrem Leben Sie schon solch eine Diagnose vermitteln mussten. Ich möchte Sie einfach einladen, dieses Bild zu nehmen, um mit Ihnen nach Worten zu suchen.

Und es gibt viele Ebenen dieser Suche. Zweien davon möchte ich mich hier widmen – die eine ist die innere Haltung, der innere Ort, von dem aus wir sprechen. Innere Stille zum Beispiel ist ein guter Boden für Worte.

Die andere Ebene ist die Art und Weise, wie dieser innere Ort in Erscheinung tritt, also was und wie wir sprechen, schreiben, handeln.

Ich werde im Laufe unseres Zusammenseins jetzt immer wieder zwischen diesen beiden Ebenen pendeln.

Das Wort steht in vielen Mythen ganz am Anfang unserer Menschheitsgeschichte, genau in diesem Zwischenraum von Ungeschaffenem und Geschaffenem. „Am Anfang war das Wort", heißt es in der Bibel. Im Koran spricht der Schöpfende nur ein Wort aus: „Sei!" Und die Schöpfung war. Du wurdest aus meinem Herzen geboren wie ein Wort, und

---

[25] OVB, 14. April 2009

wie ein Wort verschweige ich dich zuletzt, sagt *Rumi*.

Im indischen Raum ist es das magische OM, das alle Klänge des Universums enthält und in dem das Göttliche noch *vor* der Manifestation Ausdruck findet.

Und so gab es schon immer Weise, zum Beispiel im Nada Yoga, die versuchten, in ihrem Bewusstsein genau den Punkt zu erreichen, an dem sich *in* Gott, im großen Unnennbaren, das Wort bildet, das Schöpfung wird.

Mit diesem Bild bekommen wir eine Ahnung davon, wie machtvoll eigentlich ein Wort sein kann. Im Kleinen haben wir das sicher alle schon erlebt: Haben Sie sich schon einmal durch das Wort eines anderen verletzt gefühlt? Oder einen anderen so verletzt, dass er für immer aus Ihrem Umfeld verschwand? Hat sich in Ihnen schon einmal ein Tor geöffnet durch die Worte eines anderen?

Seit Menschengedenken wohnt dem Wort diese geheimnisvolle Macht inne, derer wir uns heute wieder neu bewusst werden. Zum Beispiel, indem wir wahrnehmen, wie sehr wir mit unserm Denken unsere Welt kreieren. Und dieses Erkennen kann uns in das Potenzial unseres Mitschöpfertums führen.

Wenn Kinder Sprache erlernen, soll das über eine Art Ursuppe geschehen[26], in der sich die Laute bewegen. Aus dieser Ursuppe tauchen dann Stück für Stück die einzelnen Wörter mit ihren Bedeutungen

---

[26] Dr. med. Marianne Koch, Gesundheitsgespräch, br2, Herbst 2009

auf. Dieser persönliche Entwicklungsschritt, den jeder und jede einzelne von uns vollzogen hat, spielt sich zu einem Zeitpunkt ab, als wir uns noch ungetrennt und unbewusst in einem Raum der Zeitlosigkeit bewegten.

Wir sprechen in unserem Kulturraum von der Muttersprache. Also Sprache wird als Grunderfahrung des Menschen in Verbindung mit dem mütterlichen Sein gesehen.

In „Muttersprache" ist das Wort und körperliche Berührung auch noch verbunden – wenn wir davon ausgehen, dass die Mutter berührt, hält, wärmt.

„Körper und Sprache sind nicht zu trennen",[27] deshalb ist gerade die Sprache für eine Ärztin oder einen Arzt ein wirkliches Tor in den Körper.

Neben dieser frühen Erfahrung wird das Sprechen von der Zunge geformt, von den Lippen geboren, vom gesamten Körper in Schwingung gehalten, vom Atem getragen – „Wir sind in der Sprache wie in unserem Körper", sagt *Sarte*[28]. Deshalb betrifft das *Wie* unseres Sprechens unser Gegenüber *ganz,* also inklusive des Körpers.

Auf einer noch tieferen Ebene haben wir hier im Westen neben „Muttersprache" noch *das Wort, das Fleisch geworden ist*. In diesem Bild können wir auch wieder die Dimensionen nur ahnen, derer wir uns vermutlich nicht immer bewusst sind, wenn wir sprechen.

---

[27] Hilarion Petzold u.a.: Poesie und Therapie, Paderborn 1995, Junfermann, S. 70

[28] ebda

Je weiter wir in die Gesellschaft hineinwachsen, desto weiter entfernt sich meistens unsere Sprache von unseren ursprünglichen Verbundenheiten. Heute kommt als Zwischenstadium noch eine oft sehr eigene Jugendsprache dazu. Ein Sprachwissenschaftler meint, „um ein reibungsloses Funktionieren der Mitglieder der Gesellschaft zu garantieren, ist auch funktionales Sprachinventarium notwendig. Die Funktionalität der Sprache und die Entfremdung stehen in gradlinigem Verhältnis zueinander"[29] Sie hören es an seiner Sprache – er funktioniert.

Diese Funktionalität spiegelt ein emotionales, seelisches und spirituelles Verstummen als allgemeingültigen gesellschaftlichen Konsens.

Ein Arzt muss sicher an vielen Stellen in diesem Konsens bleiben, will er seine Stelle behalten und seine Zeitfenster einhalten. Und manchmal wird er oder sie diesen engen Rahmen verlassen und Neues kreieren wollen. Dazu möchte ich Sie einladen.

Sicherlich bekanntestes Beispiel für Wandlung durch Worte ist das von Scheherazade, die ursprünglich eigentlich den König davon abhalten wollte, weiter zu morden, aber letztlich, nach tausendundeiner Nacht, heißt es, „ward der König ein anderer geworden. Und er überhörte nicht länger seines Gewissens Stimme und strebte hinfort nach Weisheit und Milde."[30]

Sie können vielleicht nicht tausend Nächte am Bett Ihres Patienten sitzen, aber in einer Nacht, die

---

[29] F. Lott, zit aus Petzold, S. 225

[30] Tausend und eine Nacht, neu erzählt von G. Groll, Droemer, München 1953, S. 357

diesen einen Moment von Erreichbarkeit freigibt. Und in diese Öffnung legen Sie Ihre Worte. Die Worte des rechten Moments sind immer schöpferisch, denn es ist das Wesen des rechten Moments, in Einklang zu sein, mit sich, mit dem anderen, mit dem Ort, mit dem Lauf der Zeit. Und durch das In-die-Worte-bringen, durch das Benennen – was auch immer zu benennen ist, wird etwas geschaffen, wird etwas ins Dasein gebracht. Sei es Trost, ein Sich-Gesehen-Fühlen, ein Annehmen-Können des Schreckens, eine Öffnung für das Lieben, ein Loslassen, ein Heilimpuls, ein Neu-Erwecken der ursprünglichsten Lebenserfahrung – was auch immer.

Und da der Moment so einzigartig ist, versuche ich, Ihnen nicht so viele Rezepte zu geben für das Wort des Mitgefühls, sondern eher ein paar wenige Impulse, wie der *Raum* zu kreieren ist, aus dem heraus Sie wissen werden, was zu sagen ist.

Ich werde Ihnen einfach ein paar Geschichten erzählen.

Zum Beispiel erinnere ich mich an eine Zeit Mitte zwanzig, als ich mit Begeisterung auf die aus den USA hereinbrechende Welle der humanistischen Psychologie aufsprang und eine Ausbildung zur Psychotherapeutin machte.

Ich war ganz gut darin, zu schreien und zu weinen und auf Kissen zu schlagen, meine Eltern zu beschuldigen und spannende Analysen von Kommunikation zu erstellen. Was ich nicht konnte, war, zu wirklicher Selbsterkenntnis zu kommen, aus dem einfachen Grund, weil ich voll tiefster Ängste steckte, die nach meinem Erleben unbedingt im Verborgenen bleiben mussten. Eines Tages hielt einer unserer amerikanischen Lehrtherapeuten, *Shea Shiff*, ein Seminar bei uns in Berlin. Er war selbst ein zutiefst verwundeter Mensch gewesen, hatte als Psychotiker den harten Weg der Neubeelterung durchlaufen und arbeitete jetzt als wirklich großartiger Therapeut. Er war ein ganz feiner Mann, und – selten genug – ich vertraute ihm. Er hatte eine Ausbildung bei *Milton Erikson* gemacht und begann mir eine Geschichte zu erzählen; und noch eine Geschichte in der Geschichte in der Geschichte. Er tat das in großer Zugewandtheit. Und durch die leichte Trance der Erikson'schen Arbeit, Sheas Liebe, die vielen Bruchstücke des Eingangs in die Geschichte, verlor ich meine Kontrolle, ganz leise nur, innen, und war zutiefst im Herzen berührt. Ich fühlte mich angenommen, in meinem Wesen gesehen und geliebt. Vor dort aus konnte erstmals mein Weg beginnen.

Shea hatte mir eine Geschichte erzählt. Die Geschichte selbst habe ich vergessen, aber die Erfahrung liegt als Same meines Weges in mir. Ich nehme heute das Erzählen von Geschichten als *eine* Möglichkeit, das Wesen des Menschen zu berühren. Es gibt natürlich unendlich viele andere Möglichkeiten, die sich in jedem blanken, frischen Augenblick neu kreieren. Bitte – wenn Sie selber nicht gerne Geschichten hören oder erzählen, beißen Sie sich nicht daran fest. Ich nehme es heute einfach als in Sprache vermittelbares Beispiel, um auf den einen oder anderen Punkt des Miteinanders Licht zu werfen. Mehr nicht.

Und doch – es ist eine feine Sache mit den Geschichten. Wir belehren damit nicht, und können doch etwas vermitteln.

Wir können härteste Wahrheiten dem Menschen sanft herüberreichen, so dass er in Freiheit bleibt, sie zu nehmen oder nicht. Wir können zum Fenster sprechen und die Türe meinen. Wir können mit der kreisenden Bewegung des Hineingehens in eine Geschichte eine Atmosphäre schaffen, die für einen Moment aus jeglicher Enge löst *und* auf einen zentralen Punkt ausgerichtet ist. Am besten auf etwas, das sich in unserem Innersten vorbereitet hat. Das langsame Hineingehen auf das Zentrale geschieht in einem lebendigen Rhythmus des Erzählens, führt sanft zum Kern, *und* lässt den Menschen nicht nackt da stehen, sondern begleitet ihn auch wieder heraus. Im Erzählen einer Geschichte, auch wenn sie nur drei Sätze lang ist, kann ich in liebevollem Kontakt zum anderen sein und bin doch nicht zu persönlich. Eine Geschichte spricht indirekt und lässt damit den Menschen frei.

Und ich kann mich auch selbst in meinem verwundbaren Menschsein zeigen, zum Beispiel, wenn ich von etwas erzähle, was ich selbst erfahren habe. Das Wissen um die eigene Verwundbarkeit ist eine zutiefst wichtige Botschaft an das Gegenüber. Unsere Worte brauchen ihre Verwurzelung im eigenen Erleben. Alles andere ist letztlich hohl.

In Israel und Palästina – und an vielen anderen Krisenorten, in Zypern, in Südafrika, in Ruanda zum Beispiel, – gibt es einige Initiativen, in denen sich Menschen aus den verfeindeten Gebieten treffen, und wir alle kennen ja die Situation, es sieht aus als wäre überhaupt keine Sprache mehr auffindbar. In diesen Gruppen erzählen sich die Menschen einfach Geschichten. Ihre Geschichten. Eine Mutter hat einen

Sohn verloren und eine Mutter hat einen Sohn verloren. Einer Familie Haus ist zerstört, einer anderen Heimat. Alle haben Angst und leiden unter der Situation in ihrem alltäglichen Leben. In ihren Geschichten beginnen sie, sich als Menschen zu sehen. „Grenzen sind Berührungslinien", sagt *Ken Wilber*.

„Ich möchte, dass die Geschichte Sie berührt", sagt *Khaled Hosseini*, der Autor des Drachenläufers. Was uns nicht berührt, verwandelt uns nicht, sagt *C.G. Jung*.

Sie sehen, wie sich in unserer Sprache die innere und äußere Ebene spiegeln, das Seelische und Körperliche von einem einzigen Wort *berührt* werden.

In Geschichten hat das Unberechenbare des Lebens Platz, können Wünsche und Vorstellungen in einem anderen Licht erscheinen, tauchen Lösungen auf, können *indirekt* andere Ebenen des Menschseins angesprochen und damit aktiviert werden.

*

Eine grundsätzliche Qualität des Worts des Mitgefühls ist verständlich zu sein. Verständlich sein ist eine einfache Art, dem Gegenüber freundlich zu begegnen.

Eine Geschichte kann ein freundliches, zugewandtes Wort sein. Und nebenbei gleichsam als Übergangsobjekt dienen, als etwas, an das man sich innerlich halten kann im Moment der Haltlosigkeit, der großen Unsicherheit. Es wird ein Zugang zur inneren Dynamik des Menschen möglich, eine Öffnung der sonst verschlossenen Räume.

Eine Faustregel besagt, – und bitte, es ist eine Faustregel –, dass nur etwa zehn Prozent dessen, was wir uns mitteilen, über den Inhalt der Worte vermittelt wird. Von den restlichen neunzig Prozent bleibt einiges, was man sehen kann – Gesten, Körperhaltung, Mimik, oder hören kann, Stimmlage, Lautstärke, Tonhöhe, und einiges, was unsichtbar bleibt – jene Ebene des Inneren, aus der heraus wir sprechen. Ich glaube, in diesem Unsichtbaren liegt das Geheimnis des Wortes, und vielleicht erwächst aus dem Bewusstsein dieses Mysteriums unser neues Potenzial als Mensch. In alter, poetischer Sprache hat *Rumi* gesagt:

„Der Laut der Sprache wird von den Türen im Palast des Geheimnisses erzeugt, die man nur hören, aber nicht sehen kann."[31]

*

Es ist eine der Qualitäten des mitfühlenden Wortes, das Herz des Menschen zu erreichen, den Ort unserer Transformation, den Eingang ins Ortlose. Sonst fühlt sich der Mensch nicht in seiner Wesenhaftigkeit gesehen, und sich so gesehen zu fühlen ist sozusagen das andere Ende des mitfühlenden Wortes. Das Herz hört auf dem linearen Ohr nicht gut, das betrifft den Bereich der zehn Prozent der reinen Worte. Dass wir im Einklang sind mit unserem eigenen Erleben, betrifft das, was wir sehen: Mimik und Gestik. Und aus welcher Quelle das Wort aufsteigt, ob es den Klang dieses Unsichtbaren gehört hat, gibt dem Wort sein Geheimnis. Alles zusammen formt diesen Zauber, der uns wirklich berührt.

---

[31] Rumi: Mit orientalischen Weisheiten durchs Jahr, Barth, Frankfurt/Main 2008, 15. Februar

Die beiden kürzesten Worte des Mitgefühls sind Ja und Nein.

In der allertiefsten Ebene in uns sind dieses Ja und Nein unterschiedslos. Es ist ein allumfassendes Gewahrsein dessen, was ist, in seiner Vollkommenheit. Dort ist kein Unterschied. Dort ist kein Akzeptieren oder Ablehnen, nur Gewahrsein.

Diesem reinen Gewahrsein dessen, was ist, wohnt eine Dynamik inne, ein evolutionärer Impuls. Und wenn diese Dynamik leise Farbe annimmt und in die Ebene der Erscheinung tritt, ist der Grundton Liebe. Hier zum Beispiel in der Farbe des Mitgefühls; dann will das Ja das Leben schmecken, will Schmerz lindern, will Geborgenheit und Halt geben, unterstützen, schützen, trösten, in Freude singen – durch sich selbst.

Das Nein des Mitgefühls aus unserer tiefsten Quelle will, wenn es hervortritt, handeln, Grenzen setzten, Richtung zeigen, inspirieren, Räume öffnen, Räume schließen.

Diese Dynamik der Liebe ist in einem ständigen Fluss, es gibt nicht Festes in ihr, weil sie alles durchdringt. In dieser Bewegung verschmelzen / in Schärfe das Ja und Nein, die weibliche und männliche Farbe. Diese Liebe setzt in wärmender Fürsorge / Grenzen, ist sanft / schonungslos, mitfühlend / erbarmungslos. Diese Liebe ist aus Einem in zwei Aspekten ständig leicht und ungebunden, ständig changierend. Und das gibt *keinen* unterschiedslosen Brei, sondern höchste, mit dem einzigartigen Moment der Gegenwart korrespondierende Genauigkeit. Das reine Gewahrsein mit den unterschiedlichen Aspekten der Liebe im Leben integriert zu haben, führt zu einer Weisheit des Mitgefühls. Nicht unterscheidende Weisheit *ohne*

Mitgefühl hat einen leicht schalen, blutleeren Ge-schmack, und Mitgefühl ohne Weisheit kann leicht in einen Helfersyndrom-Aktionismus kippen. Es geht auch hier um die Verbindung beider Ebenen; so nä-hern wir uns einem reifen Menschsein.

Und das alles im menschlichen Maß. Ich bin da auch nicht. *Und* – mir hilft es, eine innere Ahnung zu haben, um meinen offenen Fragen eine Ausrichtung zu geben.

Zum Beispiel den Worten. Ich habe schon gesagt und sicher kennt das jede und jeder von Ihnen: Worte haben eine kraftvolle Wirkung. Ich denke, das ist uns allen aus eigener Erfahrung bewusst. Vielen von uns geht es oft so, vor allem nach solchen Seminaren und Tagungen, dass wir versuchen, unsere Worte zu kontrollieren. Vor allem die weniger freundlichen. Ich vermute mal, dass die meisten von uns, die das mit Kontrolle versucht haben, im entscheidenden Moment diese auch wieder verloren haben. Das ge-hört zum Wesen der Kontrolle. Für mich ist es ein hoffnungsloses Unterfangen, zum Beispiel verletzen-de oder gewalttätige Worte durch Gewalt – nichts anders ist Kontrolle – besiegen zu wollen – Sie hören schon den kriegerischen Akt im Wort. Aus meiner Erfahrung denke ich, der Ansatz zur Lösung ist tie-fer, verlangt eine tiefere Transformation.

*

Wenn der Klang unserer Worte mit dem EINEN Klang verbunden ist, entströmt uns eine Kraft, die wirkt. Unabhängig davon, was die anderen mit ihrem Verstand aus den Wörtern machen. Denn das, was gesagt wird ist nicht unbedingt das, was gehört wird.

Der Verstand ist ein wunderbares Talent unseres Menschseins, *und* er hat in unserem westlichen Kulturraum eine gewisse Neigung, alte Bilder wieder und wieder zu projizieren, zu urteilen und Situationen ihre einmalige Flüchtigkeit durch Festlegung und Verengung abzusprechen.

Das heißt, das, was gehört wird, von den Worten her, ist sehr oft nicht das, was wir gesagt haben. Nehmen wir ein ganz einfaches Beispiel, denken Sie an einen Tisch. Ich spreche von einem Tisch. Und in unser aller Köpfe entsteht ein anderer Tisch, und damit eine andere Atmosphäre. Es wird einen Unterschied für den weiteren Verlauf eines Gesprächs ausmachen, ob ein Tisch in einem toskanischen Garten an einem lauen Sommerabend auftaucht oder ein kleiner Nierentisch aus einem engen Wohnzimmer der fünfziger Jahre. Tisch ist jetzt ein sehr einfaches Beispiel. Mit persönlicheren Begriffen wie „Mutter" oder abstrakten Begriffen wie „Gott" kann das Hören uns schon in ziemliche Krisen führen. Zum Beispiel – was haben Sie gehört, als ich eben über verletzende oder gewalttätige Worte sprach?

Ich vermute, wir würden sehr unterschiedliche Antworten bekommen. Ich habe gesagt, dass es meistens im entscheidenden Moment schief geht mit der Kontrolle. Ich habe zum Beispiel nicht gesagt, dass wir's am besten gar nicht erst versuchen mit einem grundsätzlich freundlicheren Ton. Natürlich versuchen wir das.

Es ist hilfreich, vor allem für wirklich wichtige Gespräche, uns dessen bewusst zu sein. Man kann zum Beispiel nachfragen, was gehört wurde. Bis man wirklich gehört wird. Eine andere unter diesen vielen Möglichkeiten ist – das Erzählen einer Geschichte.

Weil bei einer Geschichte die Worte in einer Weise dienend in den Hintergrund treten. Wenn Sie sich erinnern an den Eingang meiner Geschichte aus meiner Ausbildungszeit; ich habe erzählt, dass ich jung war, dass ich auf eine Welle aufsprang, eine Ausbildung in Psychotherapie machte, dann wie ich das tat, dann brachte ich einen für Sie vermutlich unbekannten Namen ein, *Shea Shiff*, dann beschrieb ich ihn als verwundet und Psychotiker, dann brachte ich wieder einen Begriff, der wahrscheinlich vielen von Ihnen unbekannt ist, Neubeelterung, dann sagte ich, dass er Therapeut war, – also – erst Psychotiker, dann Therapeut, dann brachte ich nochmal einen Namen, *Milton Erikson*, puh – was hat Ihr Verstand gemacht in dieser Phase? Ich vermute, er ist gehupft. Dieses Hupfen kann einen Moment der Durchlässigkeit ermöglichen, so dass der Mensch in seinem Herzen, in seiner Wesenhaftigkeit erreichbar wird. Es scheint sich dabei auch um die Durchlässigkeit der beiden Gehirnhälften zu handeln.

Jill Taylor, die Hirnforscherin, die selber einen Schlaganfall erlitten hat, schreibt: „Sollte ich einen *Schlüsselbegriff* für meine rechte Hirnhälfte – ihre linke war ausgefallen – benennen, so würde ich *Mitgefühl* wählen …

Mitfühlend zu sein bedeutet, sein Herz zu öffnen und sich im Hier und Jetzt zu befinden.

Das *Gefühl*, das ich tief in meiner rechten Hirnhälfte empfinde, würde ich als *Freude* bezeichnen. Meine rechte Hirnhälfte freut sich, am Leben zu sein. Im empfinde Freude, wenn ich darüber nachdenke, dass ich eins mit dem Universum sein kann, zugleich aber eine individuelle Identität habe, mit der ich in die Welt trete und positive Veränderungen bewirke."[32]

Es scheint, dass diese „Stelle" in uns, die *fähig* zum Mitgefühl ist, auch diejenige ist, in der Mitgefühl *ankommen* kann.

Dieses Vage, teilweise nicht ganz Präzise, Offengelassene, Ungeklärte ermöglicht, und wenn es nur ganz kurz ist, hinter den Verstand zu huschen und den Menschen wesenhaft zu treffen. Kein noch so gut gewähltes Wort des Mitgefühls erreicht das Herz, wenn es in den alten Mustern des Verstandes hängen bleibt. Mitgefühl als heilend, uns berührend, an das Leben erinnernd, erleben wir, wenn die *Quelle des Lebens* in uns berührt wird.

Und das geschieht in den seltensten Fällen direkt. Im direkten Ansprechen ist oft zu wenig leerer Raum. Und – ich sagte es schon – es geht vor allem darum, Raum zu schaffen, nicht so sehr Form. Raum für das Dazwischen.

Natürlich holen wir den Menschen da ab, wo er ist. Stellen Sie sich vor, Sie betreten das Krankenzimmer – wie, davon spreche ich gleich –, und Sie erzählen von der blühenden Natur draußen oder einen kleinen Satz über das Bild des Hundes auf dem Nachttisch der Patientin. Der amerikanische Wissen-

---

[32]Dr. Jill B. Taylor: Mit einem Schlag, Knaur, München 2008, S. 217

schaftler *Roger Ulrich*[33] von der Universität Texas fand heraus, dass schon das kleinste Fleckchen Natur nicht nur das Wohlbefinden steigert, sondern sich auch nachweisbar positiv auf die Gesundheit auswirkt. Allein schon der Blick auf etwas Grün stärkt den Körper. Ulrich untersuchte zwei Gruppen von frisch operierten Patienten. Diejenigen, die ein Krankenzimmer mit Blick auf einen Garten hatten, brauchten weniger Schmerzmittel und konnten früher entlassen werden als die Patienten, die aus ihrem Fenster auf eine Mauer blickten.

Oder denken Sie an den Moment der 18 Sekunden – nachdem Sie sich einen Moment tief in *Ihre* innere Stille versenkt haben und „zurückkommen", und jetzt all das weitere Vorgehen mit Ihrem Patienten besprechen müssen, erzählen Sie eine Geschichte von jemandem, der diesen Tumor überlebt hat. Der Unterschied von einer sachlichen Information, welcher Prozentsatz von Menschen mit diesem Tumor überlebt und der kleinen Geschichte des Mannes, der wieder jeden Morgen mit seinem Dackel drei Kilometer im Englischen Garten spaziert und dienstags zum Augustiner zum Stammtisch geht, ist für jeden von uns erfahrbar. Und zwar das Detail, der Wochentag, die Wirtschaft, die Hunderasse – das macht einen erlebbaren Unterschied zur rein sachlichen Information aus. Spüren Sie, wie es klingt, wenn Sie zu Ihrem Gegenüber sagen, es ist das Schlimmste, was einer Mutter passieren kann, dass sie ihr Kind verliert, oder wenn Sie sagen, es ist das Schlimmste, was dir, Marie, in deinem Leben passieren konnte, dass du Daniel verloren hast.

---

[33] www.healthdesign.org

Für den Inhalt kleiner Geschichten eignen sich besonders Natur, Tiere und Kinder. Da erinnern Sie den kranken Menschen indirekt an die ihm innewohnende Lebenskraft. Das lässt Raum zum eigenen Zugreifen. Und genau das kann dieser ganz kleine Link sein, wodurch der Mensch sich berührt fühlt, gesehen und angenommen, durch den das Herz sich öffnet, der Atem wieder fließt.

*

Alle von Ihnen, die Sie es bis hierher auf die Insel geschafft haben, haben natürlich ein Bewusstsein darüber, *wie* man so ein Krankenzimmer betreten könnte. Im Buch von *Jill Taylor*, der Hirnforscherin, beschreibt sie diesen Moment sehr bewegend von der Seite der Patientin aus:

„Ich war wie ein Neugeborenes, das die Sinnesstimulation noch nicht einordnen kann. Es war offensichtlich, dass ich jede Art von Stimulation als schmerzhaft empfand. Geräusche verschmolzen zu einem einzigen Dröhnen, weil ich Stimmen nicht von anderen Geräuschen unterscheiden konnte.

Ich hätte gerne gesagt: *Wenn ihr lauter schreit, verstehe ich euch nicht besser. Habt keine Angst vor mir. Seid sanft zu mir. Redet langsamer. Sprecht deutlicher. Noch einmal. Bitte versucht es noch einmal. Langsamer. Seit nett zu mir. Gebt mir das Gefühl der Sicherheit. Ich bin ein verwundetes Tier, kein dummes. Ich bin verletzt und verwirrt. Respektiert mich. Ich bin hier drin. Kommt und sucht mich ...*

Da ich den Schlaganfall in der linken Hirnhälfte erlitten hatte und mein Bewusstsein beziehungsweise meine Wahrnehmung sich stärker auf die rechte Hirnhälfte verlagert hatte, konnte ich zwar die Wörter nicht verstehen, die die anderen sagten, aber ihr Gesichtsausdruck und ihre Körpersprache sprachen für mich Bände…

Ich sehnte mich nach einem Ort, wo die Menschen ruhig waren und meinen inneren Frieden schätzten. Wegen meines erhöhten Einfühlungsvermögens konnte ich den Stress bei anderen Menschen überdeutlich spüren. Wenn Genesung bedeutete, dass es mir ständig so gehen würde wie den anderen, war ich nicht daran interessiert."[34]

Wenn ich als *einen* möglichen Ausdruck für das Wort des Mitgefühls hier das Erzählen einer Geschichte nehme, so hat das noch eine umgekehrte Seite – das Lauschen auf die Geschichte des Gegenübers als Ausdruck unseres Mitgefühls. Der tiefste Ausdruck unsers Mitgefühls ist auch hier die Stille. Stellen Sie sich vor, sie setzen sich still neben einen Menschen. Und Sie sitzen da einfach. Und es ist nicht so, dass Sie nur nichts sagen, Sie *sind* Stille, halten einen unendlich weiten Raum offen in diesem heiligen Augenblick. Es gibt nichts zu tun. Und ich verspreche Ihnen, der Mensch wird erzählen.

---

[34] Dr. Jill B. Taylor: Mit einem Schlag, Knaur, München 2008, S. 94, S. 97, S. 107

Und die Atmosphäre, in der ein Mensch erzählt, hat einen Einfluss auf die Biographie und damit den Heilungsprozess dieses Menschen. Denn im Heute spielt sich diese Biographie ja nur als Gedankenform ab, sie ist nicht jetzt. Und unser Gehirn passt sich an unsere Umgebung an. *Bruce Perry*, ein Arzt und Hirnforscher, sagt:

„Wenn Sie eine Erinnerung von Ihrem Speicherort im Gehirn abrufen, öffnen Sie automatisch zum ‚Ändern‘, also auf dieselbe Art und Weise, in der Sie eine Text-Datei in Ihrem Computer öffnen. So viel wissen wir heute. Es ist Ihnen vielleicht nicht bewusst, dass Ihre aktuelle Stimmung und die Umgebung, in der Sie sich befinden, einen Einfluss auf die emotionale Tönung Ihrer Erinnerungen und auf die Deutung von Ereignissen haben können.

Sie können sich sogar auf Ihre Ansicht darüber auswirken, welche Ereignisse tatsächlich stattgefunden haben. Wenn Sie diese Erinnerung aber erneut ´sichern´ und an ihren Speicherort zurückstellen, kann es passieren, dass Sie sie dabei ändern.“[35]

Die Ärztin und Literaturwissenschaftlerin *Rita Charon* hat an der Columbia University ein Programm *Narrative Medizin* ins Leben gerufen. Sie sieht es als ihre Aufgabe an, das Erzählen von Geschichten wieder in die medizinische Praxis zu bringen. Ohne das, meint sie, „gehe die Realität des Leidens Einzelner verloren, und die Medizin selbst leide.“[36] Sie unterscheidet zwischen zwei Wissensarten,

---

[35] Bruce Perry und Maia Szalvitz, Der Junge, der wie ein Hund gehalten wurde, Kösel, München 2008, S. 199
[36] Siri Hustvedt, Die zitternde Frau, Rowohlt, Hamburg 2010, S. 34

das nichtnarrative, das versucht, das Universelle dadurch zu erhellen, dass es vom Besonderen absieht, es gleichsam transzendiert. Auswüchse dieses Wissens sind das statistische Material in unserer Medizin. Als ich vor zwei Jahren einmal in einer etwas akuten Situation ins Krankenhaus kam, fragte mich der Arzt mehrere Punkte ab, Größe, Gewicht, Süchte und so weiter. Als ich ihm etwas zitternd alles beantwortet hatte, meinte er, ich könnte statistisch gesehen diese Krankheit, wegen der ich da war, eigentlich gar nicht haben.

Narratives Wissen sieht sich die Lebensumstände des Menschen näher an, enthüllt das Besondere dieses einen Menschen in dieser Situation und versucht das Universelle des Menschseins aus dieser Einzigartigkeit zu erhellen. Es ist also eine grundsätzlich andere Art des Wissens. So ist das Leiden des Menschen sichtbarer, erlebbarer. Und damit das Mitgefühl für diesen Menschen.

Und der erste Mensch, bei dem wir dieses Mitgefühl üben, sind wir selbst. Ohne das geht gar nichts. Ich vermute, das wissen Sie.

In der Annäherung an das Mitgefühl mit uns selbst liegt intimste Zärtlichkeit. Und grenzenlose Hingabe an das Innerste des Innersten *in uns*.

Was wirkliche Hingabe bedeutet, erzählt *Jack Kornfield* mit der Geschichte des Achtjährigen, der hörte, dass seine jüngere Schwester, die Leukämie hatte, sterben würde, wenn sie keine Bluttransfusion bekäme. Seine Eltern erklärten ihm, dass sich sein Blut vermutlich mit ihrem vertragen würde und er daher als Spender geeignet wäre. Sie fragten ihn, ob sie sein Blut untersuchen dürften. Er willigte ein, und es zeigte sich, dass es funktionieren könnte. Nun fragten sie ihn, ob er seiner Schwester einen halben Liter Blut abgeben würde, weil das vielleicht ihre einzige Chance war. Der Junge sagte, er würde die Entscheidung überschlafen.

Am nächsten Tag ging er zu seinen Eltern und sagte, er sei bereit zu spenden. Sie brachten ihn ins Krankenhaus, wo er neben seiner Schwester auf eine Trage gelegt wurde. Man zapfte ihm Blut ab und hängte den Behälter an den Tropf seiner Schwester. Der Junge lag schweigend auf seiner Trage, während das Blut in seine Schwester sickerte; bis der Arzt kam und nach ihm sah. Da öffnete der Junge die Augen und sagte: „Wie bald werde ich anfangen zu sterben?"[37]

Ganze Hingabe. Ganze Liebe.

Und das uns selbst gegenüber.

*

Sie treffen in Ihrem Berufsalltag vermutlich immer wieder auf Menschen, die starke Schmerzen erleiden müssen. Diese Menschen wollen in dieser Situation sicher nichts über den spirituellen Wert des Schmerzes hören. Ich denke mal, wenn es mir passieren würde, dass mich in einer solchen Situation der Arzt auf das Metphysische des Schmerzes hin ansprüche und ich noch ein Restchen Kraft hätte, würde ich ihm ein Kissen an den Kopf werfen. Eine Ärztin oder ein Arzt hat ja meistens die Möglichkeit, sich auf das Praktische der Situation zu beziehen. Und zu

---

[37] Zit. aus Anne Lamott: Bird by Bird Wort für Wort, Autorenhaus Verlag, Berlin 2004, S. 205

helfen, die Schmerzen zu verringern, ist da sicher der größte Akt des Mitgefühls.

Ich denke, jeder Mensch will trotz seiner erbärmlichen Situation in diesem elenden Moment einfach nur in seiner Würde gesehen werden. Die Dichterin *Marica Bodrozic* schenkte uns für einen solchen Moment ein Bild, das wir tief und still in uns halten können in der Gegenwart der Qual – es ist „die Vorstellung, die Würde eines Menschen küssen zu dürfen; zu können; zu müssen. Ja, in was für einer Welt würden wir leben, wenn die Würde wie unsere Gesichter küssbar wäre? Welche Art von Küssen müssten wir uns da einfallen lassen? Die Wörter, hätten wir Mut, sie zu fragen, wären dabei unsere treuesten Berater."[38]

Für den Arzt oder die Ärztin selbst, für *unsere* innere Haltung, vermute ich aber, ist es hilfreich, einmal ahnend das Mysterium des Schmerzes berührt zu haben. In der Qual des körperlichen Schmerzes streifen wir den tiefsten Kummer der Menschheit – unsere Illusion des Getrenntseins, dass wir voneinander und von der Quelle des Lebens getrennt wären.

Manche erfahren dieses Geheimnis des Schmerzes, und ein Mensch, ein Arzt, der sich selber kennt, der die Würde des Menschseins in sich selbst geküsst hat, hat eine innere Wachsamkeit, das hören zu können, und wird die feinen Worte dazu finden oder im höchsten Wort des Mitgefühls sprechen, der Stille.

Über dieses Mysterium des Schmerzes schreibt die Schriftstellerin *Christiane Singer*, schon tod-

---

[38] Marica Bodrozic: Sterne erben, Sterne färben, edition suhrkamp, Frankfurt/Main 2007, S. 103

krank, „aus den Tiefen ihres Bettes": „Noch immer fällt es mir sehr schwer, mit kühlem Kopf darüber zu sprechen. Ich will es nur flüchtig andeuten. Denn diese Schmerzen haben mich abgeschliffen, mich abgehobelt bis zur Transparenz.

Mich zu Asche verbrannt bis auf die letzte Zelle. Und vielleicht bin ich deswegen schließlich in das Unfassbare gestürzt worden. Besonders in einer Nacht bin ich in einen unbekannten Raum gedriftet. Das ungeheuer Ergreifende ist, dass, wenn *alles* zerstört ist, wenn nichts, wirklich gar nichts mehr da ist, keineswegs Tod und Leere herrschen, wie man glauben könnte – nein: überhaupt nicht.

Ich schwöre es Euch. Wenn nichts mehr da ist, dann herrscht nur noch LIEBE. Dann ist nur noch LIEBE da. Alle Dämme brechen. Es ist das Ertrinken, das völlige Eintauchen. Die Liebe ist kein Gefühl. Sie ist die innerste Substanz der Schöpfung."[39]

*

Wie ist das mit dem Mitgefühl und dem Sterben? Braucht der Übergang *an sich* unser Mitgefühl? Mitgefühl mit unserem letzten Abenteuer?

Vor einiger Zeit hatte ich einen Traum. Ich träumte, dass meine Katze stirbt. Sie liegt am Boden, und ich knie mich zu ihr hinunter und halte sie. Plötzlich spricht *sie* zu *mir*, und sagt, bleib ganz ruhig, ganz entspannt, ganz ruhig.

---

[39] Christiane Singer: Alles ist Leben, Bielefeld 2008, Bertelsmann

Ich bin tief bewegt von dieser Umkehrung der Situation und der Weisheit der Katze.

Ich erzählte dann den Traum in unserer wöchentlichen Meditationsgruppe, und eine der Teilnehmerinnen, die viel mit Sterbenden arbeitet, sagte zu mir, dass genau das manche Sterbende tun – ihre Angehörigen trösten. Natürlich braucht es Mitgefühl für den *Prozess des Sterbens*, wenn er – auf welcher Ebene auch immer – schmerzhaft ist, zum Beispiel, wenn man in diesen letzten Tagen noch heftig den Ungenauigkeiten seines Lebens begegnet, ja, dafür schon – aber dafür, *dass* wir sterben?

Christiane Singer meint dazu: „Mein letztes Abenteuer. (*Damit meint sie ihr Sterben a.p.*) … Bis dahin habe ich geglaubt, Liebe sei Verbundensein, sie würde uns miteinander verbinden. Aber das alles geht viel weiter! Wir müssen nicht einmal miteinander verbunden werden: Wir SIND bereits im Innern des anderen. Das ist das große Geheimnis. Das ist das größte schwindelerregende Wunder …

In Wahrheit gibt es nichts zu fürchten. Ja, das ist die gute Nachricht, die ich Euch bringe."[40]

Bleibt uns noch die Frage für die andere Seite – ich vermute einmal, die meisten von uns gehen davon aus, dass wir Mitgefühl auf Situationen des *Leids* beziehen – wie ist es denn mit dem *Glück*? Sie erinnern sich – *Jill Tayler* erlebte das Mitgefühl und die Freude *in einem einzigen Erfahrungsraum*.

Ich lasse die Frage offen. Möge sie sich in der Weite ausbreiten.

---

[40] Singer, ebda

Zum Schluss erzähle ich Ihnen noch eine Geschichte. In ihr verbindet sich höchstes Mitgefühl mit dem Geheimnis der metaphysischen Wahrheit. Und lauschen Sie auch, wie *Irina Tweedie*, eine inzwischen gestorbene Sufi-Meisterin, diese Geschichte erzählt. Wie sie die Geschichte beginnt, lauschen Sie. Und am Ende lade ich Sie zu einem Moment der Stille ein, vielleicht 18 Sekunden, und ich bitte Sie, nicht zu klatschen, dann bleibt uns dieses Gesammeltsein als Hintergrund auch in der Zeit unseres Gesprächs erhalten.

„Es war ein Tag, wo dieses Glitzern in der Luft lag, wo das Licht eine Art Zittern hat, ein Tag von leuchtender Klarheit, ein ´día luminoso´, wie ihn die Spanier nennen.

Guruji saß bereits draußen, und eine Inderin vom Dorf sprach mit ihm.

Sie war klein von Gestalt, sehr dünn und ihr Gesicht voller Runzeln und so verschrumpelt, als sei es von der gnadenlosen Sonne und dem heißen Wind der Tiefebene ausgetrocknet worden.

Dem bisschen Hindi, das ich verstand, entnahm ich, dass sie ihm von ihren Schwierigkeiten erzählte, und derer hatte sie unzählige. Es war eine einzige kummervolle Litanei von Schicksalsschlägen: Krankheiten, Elend, der Tod des Ehemanns und der meisten ihrer Kinder. Jetzt war sie allein, nutzlos, niemand brauchte sie, sie hatte nichts, worauf sie hoffen, wofür sie leben konnte ...

Und sie kam mit der Frage heraus, die in ihr zu brennen und ihr förmlich die zitternden Lippen zu versengen schien:

´Maharaj, warum hat Gott diese Welt so voller Not geschaffen? Warum hat er mich erschaffen, damit ich all dieses Elend erleide?´

Ich sah, wie sich Guruji zu ihr vorbeugte, ein schimmerndes Licht in den Augen, dieses Licht des Mitgefühls, das ich so gut kannte und so liebte. Seine Stimme war sanft, als er ihr antwortete:

´Warum hat ER die Welt erschaffen? Damit *du* darin bist. Warum hat ER dich erschaffen? ER ist allein, ER braucht dich!´"[41]

---

[41] Irina Tweedie: Der Weg durchs Feuer, Ansata, Interlaken 1988, S.994

Es ist das Herz, das gibt. Die
Hände geben nur her.

Aus Afrika

Wende zum Wesentlichen

Christina Kessler

TRADITIONELLE MEDIZIN UND MITGEFÜHL

Mit den Vorbereitungen für diesen Vortrag begann ich in Asien, wo ich die Hälfte des Jahres über lebe und forsche. Und so fragte ich dort auch gleich meinen ladakhischen Gewährsmann Wangchuk, was ihm zum Thema „Medizin und Mitgefühl" denn so einfiele. „Mitgefühl ist für einen Arzt die wichtigste Eigenschaft", war die prompte Antwort, fast ungläubig, wie man eine solche Frage stellen könne. „Wie sollte er ohne Mitgefühl die Ursache einer Krankheit herausfinden? Woher sollte er wissen, auf welche Weise er einen Patienten unterstützen kann, seine Selbstheilungskräfte anzuregen? Denn das sieht doch bei jedem Menschen anders aus." Zugegeben, es war eine Frage, deren Antwort ich schon längst wusste. Ich wollte nur die erste Reaktion testen, die meist den Kern der Sache trifft.

Ladakh liegt im äußersten Nordwesten Indiens, hoch oben im Himalaya und gehört zum tibetischen Kulturkreis, nimmt aber auch innerhalb dieses Kulturkreises eine einzigartige Stellung ein: Hier sind Buddhismus und tibetische Medizin noch mit den alten schamanischen Praktiken des Bön, der vorbuddhistischen Religion Tibets verknüpft.

Was das Thema Gesundheit betrifft, ist die ladakhische Kultur eine unerschöpfliche Quelle. 1992 habe ich mit meinen Forschungen dort begonnen und mir ist das Staunen bis heute nicht vergangen. Der Ort, an dem ich mich meist befinde, liegt in unmittelbarer Nähe des Lebensgebietes der Hunza, die als langlebigstes Volk der Erde gelten, mit der höchsten Anzahl der Überhundertjährigen. Die Ladakhis haben dieselbe Lebensweise und die gleiche Lebenseinstellung. Lange suchte man nach dem Geheimnis für die außerordentliche Gesundheit dieses Himalaya-Völkchens: in der sauberen Luft; im mineralstoffreichen und lebendigen Gletscherwasser, das nicht nur zum Trinken, sondern auch zur Bewässerung der Felder genutzt wird; im Tsampa, dem traditionellen Gerstenbrei; den Aprikosen und später den Aprikosenkernen. Auch das einfache Leben wurde in Betracht gezogen. In diesem entlegenen Gebiet gibt es keinen gesellschaftlichen Ballast wie im früheren feudalistischen Tibet, keine sozialen Ungerechtigkeiten, keine Existenzängste, keinen Leistungsdruck, keinen Stress.

Das sind alles äußerst wichtige gesundheitsfördernde Elemente, doch nach all den Jahren muss ich sagen: Trotzdem sind sie nur zweitrangig. Die Basis für diese unglaubliche seelische, mentale, physische und soziale Gesundheit ist das tiefe Eingebettet-Sein des Einzelnen in Kosmos, Gesellschaft und Familie. Hier finden wir noch eine intakte ganzheitliche Kultur, was heute sehr selten ist. Eine Kultur, in deren Mittelpunkt die Verbundenheit des Menschen mit dem Ganzen steht und in der die Qualität des Mitgefühls in all ihren Aspekten gepflegt wird. Denn ohne Mitgefühl würde man diese Allverbundenheit und ihre Auswirkung weder wahrnehmen noch dafür Sorge tragen können.

Das erste, was ich über Mitgefühl lernte, war, dass echtes Mitgefühl nur in Kombination mit einer ganzheitlichen Betrachtungsweise möglich ist.

In Ladakh ist man davon überzeugt, dass Medikamente, selbst wenn sie noch so wirksam sind, höchstens ein Drittel zur tatsächlichen Heilung beitragen. Weit mehr zählen die Einstellung des Patienten und sein Verhältnis zum Arzt, das von Vertrauen, Zuversicht, und Hoffnung geprägt sein soll. Einen Patienten mit der Nachricht zu konfrontieren, er hätte Krebs und nur noch zwei Jahre zu leben, kommt in Ladakh einem sicheren Todesurteil gleich, ähnlich einem Vodoo-Zauber oder einem Fluch, der, einmal ausgesprochen, eine zerstörerische Eigendynamik annimmt. Angst und Hoffnungslosigkeit, sagt man, führten zur Resignation und blockierten die Selbstheilungsmechanismen, auf die allein es ankommt. Denn Heilung ist aus tibetischer Sicht, wie in den meisten traditionellen Medizinsystemen auch, in erster Linie Selbstheilung.

Die wichtigsten Qualitäten des Arztes sind folglich Einfühlungsvermögen und die Fähigkeit, den Patienten darin zu unterstützen, selbst die Verantwortung für seine Gesundheit zu übernehmen; ihn zu motivieren, in sich hineinzuhorchen, seine Lebensweise zu überdenken und Veränderungen anzubringen, wo sie nötig sind. Ein guter Arzt besitzt also nicht nur selbst Mitgefühl, er leitet den Patienten auch zum Mitgefühl an, dazu, achtsamer mit dem eigenen Körper, mit der eigenen Natur und generell mit dem eigenen Leben umzugehen. Denn alles kann in der tibetischen Medizin zum Auslöser von Krankheit werden: Ernährung, Klima und Jahreszeiten, unerfüllte Beziehungen, schlechte Arbeitsbedingungen, ungelöste Konflikte, das karmische Erbe aus vergangenen Leben ... Sehr häufig werden Verstöße gegen die Natur und die Umwelt als Krankheitsursache betrachtet; wenn etwa jemand in die Natur eingreift oder etwas entwendet, ohne die dort beheimateten Geister um ihr Einverständnis zu bitten.

Letztendlich liegen die Ursachen allen Leidens in der „Nichtbeachtung der Wahrheit der Existenz", so die buddhistische Formulierung, in der Tatsache nämlich, dass nichts und niemand aus sich selbst heraus als eigenständiges Ich existiert. Die aus der Verdunkelung des Geistes erwachsene Illusion eines Ego führt in der Folge zu den beiden Eigenschaften Gier und Hass.

Unwissenheit, Gier und Hass werden daher als die "drei Geistesgifte" bezeichnet, welche wiederum die Basis für die stolze Summe von vierundachtzigtausend weiteren falschen Ansichten und destruktiven Verhaltensmustern bilden und ebenso viele Krankheitsformen nach sich ziehen. Diese Zahl ist natürlich symbolisch zu betrachten, ähnlich wie im chinesischen Daoismus die Zahl zehntausend für unendlich, und die Welt der zehntausend Dinge für die gesamte Schöpfung steht. Vierundachtzigtausend meint, dass es unendlich viele Möglichkeiten gibt, aus Egoismus oder Ignoranz gegen das wahre Wesen der Dinge zu verstoßen und sich auf diese Weise von den heilenden und ordnenden Impulsen des Ganzen abzutrennen.

Krankheit wird in Ladakh nicht als isoliertes Geschehen angesehen, vielmehr ist hier der Mensch eine untrennbare Einheit von Körper, Psyche und Geist, die in ständigem dynamischen Austausch mit der natürlichen Umgebung und den kosmischen

Kräften steht. Alles im Universum befindet sich in einem ewigen Zustand der fließenden Bewegung. Alle Phänomene sind vergänglich. Das einzige gleich bleibende Merkmal jeglicher Erscheinungsform ist deren Veränderung. Gesundheit ist somit eine Frage der Balance, und zwar nicht nur der eigenen, sondern der Balance des Ganzen, in das man unlösbar eingebunden ist.

Der ideale Arzt ist demzufolge jemand, der Einblick in diese Zusammenhänge hat, und ein fundiertes medizinisches Verständnis mit der Verwirklichung von Weisheit und Mitgefühl vereint. Seine Kunst ist es, aus der Summe und der Art der Symptome bzw. aus der Individualität des Menschen zu erkennen, wo die Blockade, der Fehler, der Mangel oder das Versäumnis liegt und die Selbstheilung verhindert. Mitgefühl setzt also nicht nur eine ganzheitliche Weltsicht, sondern auch enorm viel Achtsamkeit sowie eine ethische Grundeinstellung voraus[42].

Was ich über Ladakh erzähle, steht exemplarisch für die Sichtweise aller traditionellen Konzeptionen über Gesundheit, Krankheit und Heilung. Fünfund-

---

[42] Christina Kessler, Juwel im Lotus - Eine spirituelle Reise, Esotera 1/2005
Christina Kessler und Anne Devillard im Gespräch mit Jetsun Pema, der Schwester des Dalai Lama, Dharamsala, Sommer 1998. Veröffentlicht unter verschiedenen Titeln in verschiedenen Zeitschriften
Christina Kessler, Kulturerfahrung und Selbstrealisation, Natur & Heilen 12/2004
Christina Kessler, Sowa Rigpa - Die sanfte Heilkunst Tibets. CoMed 9/2004 u.a.

dreißig Jahre lang bin ich inzwischen auf dem ganzen Globus unterwegs – auf der Suche nach der Essenz der Weisheitstraditionen und der damit verbundenen Selbstrealisationswege und Medizinsysteme – nach dem Wesen von Weisheit und Heilung. Mein bisheriges Resümee lässt sich in *einem* Satz zusammenfassen: In allen Kulturen stehen Weisheit, Selbsterkenntnis, Selbstfindung, Ethik und Heilung in unmittelbarer Verbindung – außer in der westlichen Zivilisation.

An den Grenzen der Zivilisation

Wenn ich Zivilisation sage, meine ich die durch Wissenschaft, Technik und Fortschrittsglauben geprägten Lebensbedingungen, die im Westen ihren Anfang nahmen. Inzwischen ist der Same der Zivilisation bis in die letzten Winkel des Planeten verstreut und treibt überall seine zerstörerischen Keime. Dabei wird das traditionelle ganzheitliche Denken ebenso rücksichtslos niedergemäht wie die Regenwälder von den gefräßigen Bulldozern der Holz- und Soya-Industrie.

Wie kommt es, dass in einer Kulturepoche, die sich Zivilisation nennt, Weisheit, Ethik, Ganzheit und Mitgefühl so sträflich vernachlässigt werden? Wie kann es sein, dass das geistige Erbe, welches über Jahrzehntausende gewachsen ist, in kürzester Zeit vergessen wird, als hätte es niemals zum Leben getaugt? Wie ist es möglich, dass unter einer medizinischen Hochleistungstechnologie die Pflege und Sorge für die Menschen verloren gehen? Oder unter der Allmacht der Mediziner das Mitspracherecht des Einzelnen beschnitten wird, wodurch obendrein wertvolle Lern- und Lebensprozesse abgewürgt werden?

Den Grund finden wir in dem spezifischen Welt- und Menschenbild, auf dem die westliche Zivilisation basiert, und das sich durch vier typische Merkmale auszeichnet.

Diese Weltanschauung ist

1. materialistisch;
2. mechanistisch, d.h. sie beruht auf der Überzeugung, Leben ließe sich allein aus den Gesetzmäßigkeiten der Bewegung der Materie vollständig erklären. „Funktionieren, kontrollieren, perfektionieren" lauten ihre Prämissen. Der kranke Mensch wird wie eine kaputte Maschine betrachtet und ebenso behandelt;
3. gekennzeichnet durch die Priorität des rationalen Denkens und der Wissenschaft mit ihrem höchsten Diktat, der Objektivität;
4. angelegt auf der Vorherrschaft des Mannes in Kultur, Wirtschaft und Gesellschaft und folglich auf der Dominanz männlicher Werte.

Materialistisch, mechanistisch, rationalistisch und patriarchal – das sind die vier Säulen, von denen unsere westliche Zivilisation getragen wird. Betrachten wir diese Säulen genauer, wird ersicht-lich, dass dabei ganz wesentliche Bereiche des Seins ausgeschlossen, entwertet oder abgespalten worden sind:

a. Die Fokussierung auf das Materielle führte zur Entwertung des Geistigen bzw. zu einer materialistisch geprägten Vorstellung vom Geistigen.

b. In der mechanistischen Auffassung ging die Wahrnehmung des Lebendigen und Wesenhaften verloren.

c. Dem Rationalen fiel das Intuitive, der Objektivität das Subjektive zum Opfer.

d. Durch das Patriarchale wurde das Weibliche verdrängt: die Fähigkeit des Mitfühlens, Sich-Öffnens, Verstehens und der Hingabe; der Sinn für das typisch Menschliche, Gemeinsame und Universelle.

Das aber ist der gesamte Innenraum von Selbst, Welt und Menschheit! Die Hälfte der Wirklichkeit wurde buchstäblich wegrationalisiert, in den Bereich des Irrationalen, des Nicht-ernst-zu-Nehmenden verbannt!

Erst heute, wo die Neurosen dieser Epoche offen zu Tage treten, können wir allmählich erkennen, wie sehr uns diese Weltsicht systematisch von den inneren Räumen abgeschnitten hat. Sie hat uns die Tür nach innen vor der Nase zugeschlagen, wann immer wir sie zu öffnen versuchten. Damit ging nicht nur die Innenansicht verloren, sondern auch die Innensprache, die Sprache echter Kommunikation, die Gabe des Herzenhörens und des Herzensehens – Mitgefühl.

Diese Abspaltung hat uns nicht nur der gesunden Wahrnehmung, sondern auch des Sinns, der Orientierung und des Urvertrauens beraubt. Sie ist selbst eine kollektive Krankheit, ein kultur- und gesellschaftspolitisches Problem geworden, das sich auf jedes Einzelschicksal, jede persönliche Biographie auswirkt.[43]

WENDE ZUM WESENTLICHEN

Doch ich möchte mich nicht allzu lange bei der Kritik aufhalten. Nicht nur, weil es zu spät ist, um pessimistisch zu sein – sondern weil das neue Weltbild bereits im Entstehen begriffen ist. Und es kommt, man höre und staune, sogar aus den Reihen der Wissenschaft selbst, namentlich der Physik, welche ja die Grundlage aller Naturwissenschaften darstellt.

Ausgerechnet auf der Suche nach den kleinsten Bausteinen der Materie – der reinen Materie, die den Menschen zum Herrscher der Welt gemacht hätte – fand sie nämlich heraus, dass Materie gar nicht aus Materie aufgebaut ist. Im Mikrophysikalischen wurden Teilchen zu Wellen und selbst in den Wellen, also im Bereich des Energetischen, offenbarte sich noch Subtileres: Dort gab es nur noch Beziehung! Materiell und energetisch nicht mehr nachweisbar, aber genuin kreativ. Erkennbar nicht am materiellen Vorhandensein, sondern an der Wirkung. Der Urgrund des Universums, so zeigte sich völlig unverhofft, ist immateriell. Da wirkt und brodelt lebendiger, schöpferischer GEIST. Materie ist nicht auf Materie aufgebaut. Im Bereich des Kleinsten ist das Ganze beziehungshaft. Sein Wesen ist Allverbundenheit.

Mit diesen Erkenntnissen ist die Wissenschaft

---

[43] Die 4-Säulen-Theorie ist Inhalt des neuen Buches, das im März 2011 bei Kamphausen erscheinen wird. Der Titel steht bei Drucklegung noch nicht fest. (Anm. des Hrsg.)

nicht angekommen, wo sie gerne hinwollte. Vielmehr hat sie sich dort eingefunden, wo seit jeher die Weisheitslehren und traditionellen Medizinsysteme stehen. Genau das ist nämlich die essentielle Aussage aller spirituellen Traditionen, zumindest wie ich es herausgefunden habe: Alles ist mit allem verbunden. Alles fließt. Trennung ist eine Illusion.

Eigentlich müsste man hier von einer Offenbarung sprechen. Denn an dieser Stelle wird – erstmals in der Geschichte – nicht nur der gemeinsame Kern aller Religionen transparent, es enthüllt sich auch der gemeinsame Bezugspunkt für Wissenschaft und Spiritualität. Letztendlich taucht hier nicht weniger als die universelle Wahrheit auf, die besagt:

Infolge der gemeinsamen spirituellen Natur des Ganzen ist alles Seiende miteinander vernetzt und verknüpft. Alles steht mit allem in Beziehung, wie im Großen, so im Kleinen. Das Universum ist ein untrennbares Ganzes, das sich kontinuierlich selbst reguliert und ständig über sich hinaus wächst. Es ist nicht determiniert, sondern geht in jedem Augenblick neu aus sich selbst hervor. Geist und Materie sind nur die beiden Aspekte ein- und desselben Ganzen. Oder, wie der Quantenphysiker *Hans-Peter Dürr* es ausdrückt: „Materie ist nur die geronnene Schlacke des Geistes." Nicht nur das Universum, auch der Mensch ist eine *creatio continua*, ein ständiger Neu-Schöpfungsprozess. Der Mensch stirbt nicht mit demselben Herzen, mit dem er geboren wurde. Seine Zellen erneuern sich im Laufe der Zeit immer wieder. Und selbst mit dem Zeitpunkt des Todes hört der Schöpfungs- und Transformationsprozess nicht auf;

er setzt sich jenseits des Materiellen fort.[44]

Dynamische Allverbundenheit ist das innerste Wesen von allem, folglich auch das innere Wesen des Menschen – die Grundstruktur des Universums, das Urgesetz, aus dem alle anderen Gesetze hervorgehen, sowohl die Gesetze der Natur als auch des menschlichen Miteinander. Diese Allverbundenheit ist kein statischer Zustand. Sie ist ein kreativer Prozess, der sich durch kontinuierliche Selbstregulation und Selbsttranszendenz auszeichnet, sprich: der die innere Ordnung der Dinge ausmacht.

Jeder Mensch trägt die schöpferische und ordnende Quelle in sich. Jeder kann sich mit der inneren Ordnung verbinden, um Inspiration, Ganzheit und Heilung zu finden und sich immer wieder zu erneuern – zu regenerieren. Der Richtigkeit halber müsste man sagen: Der Mensch war niemals von der Quelle getrennt, er ist immer mit ihr verbunden. Er scheint diese Tatsache nur des Öfteren zu vergessen, dann, wenn sein Ego den Geist verdunkelt.

MAN SIEHT NUR MIT DEM HERZEN GUT

Die Trennung von der Ganzheit und ihren ordnungsgebenden Impulsen, ist die Ursache aller Krankheiten und sozialen Dysfunktionen, die Wurzel von Leid und Schmerz – symbolisch dargestellt im Mythologem der Vertreibung aus dem Paradies. In der Ära der Zivilisation hat sie, bedingt durch die Abspaltung von den Innenräumen, ein kollektives Ausmaß erreicht.

---

[44] Hans-Peter Dürr, Physik und Transzendenz (Hrsg), Scherz Verlag, 1986.

Umgekehrt findet Heilung statt, wenn diese Trennung überwunden wird. „Heil" ist ein Synonym für „ganz" wie auch das griechische Wort *harmos* – „Harmonie" nimmt auf die Fähigkeit Bezug, vormals Getrenntes zu etwas Neuem zusammenzufügen.

Die Krux dabei: Rational, objektiv und wissenschaftlich können diese Zusammenhänge nicht angegangen werden. Die objektivistische Wissenschaft erhebt Anspruch auf Wiederholbarkeit. Ähnlich arbeitet die moderne Medizin mit Krankheitsbildern, die immer in der gleichen Form auftauchen (müssen). Bei einer Lungenentzündung wird nach bestimmten Erregern gesucht und diese mit Antibiotika behandelt. Was durchaus okay ist; jede und jeder von uns war sicher schon einmal zutiefst glücklich über diese Möglichkeit der Behandlung. Was dabei aber meist ungeklärt bleibt, ist die Frage, warum und unter welchen Umständen Entgleisungen und Symptome auftauchen – eine ganz wesentliche Frage, in der enorm viel Lern- und Wachstumspotenzial liegt. Würde man diesen Fragen nachgehen, könnte man Wesentliches über sich selbst und seine eigene, ganz spezifische, individuelle Gesunderhaltung herausfinden. Auch das subtile Wahrnehmungsvermögen, der Sinn für die geistigen Ordnungszusammenhänge und die innere Stimme würden geschult werden, bis hin zu seismographischer Genauigkeit.
Rational, objektiv und wissenschaftlich kommt man den wirklichen Gründen nicht bei, denn diese Gründe sind meist einzigartig. Jeder Mensch ist anders, jeden Augenblick zeigt sich das Leben neu. Es gibt tatsächlich vierundachtzigtausend – das heißt unendlich viele – Möglichkeiten, sich von der Ord-

nung abzutrennen; vierundachtzigtausend Sünden, könnte man sagen, denn Sünde kommt von „sondern, trennen"; vierundachtzigtausend Dinge, die man falsch machen kann – egal ob Ernährung und Lebensweise, Gewohnheiten oder Beziehungen, Emotionen oder Gedanken betreffend; vierundachtzigtausend Möglichkeiten, dem Leben zu schaden und die Lebenskraft zu beschneiden, anstatt sie zu stärken.

Rational wird man in der Regel nicht bis zur wirklichen Ursachen-Ebene vordringen. Hier sind wir auf eine andere – unmittelbare – Form der Wahrnehmung angewiesen: die Intuition.

Intuition kommt von dem lateinischen Deponens *intueri*. Es bedeutet „hineinblicken" – in den tiefsten Wesensgrund. Intuition gewährt Einblick in das Spiel der unsichtbaren Wirkzusammenhänge und energetischen Prozesse. Zwischen den Worten hört sie das Unausgesprochene; sie riecht, wenn es brenzlig wird; schmeckt, ob etwas stimmig ist oder nicht, und spürt die Qualität von Gegebenheiten, Verhältnissen, Denk-, Verhaltens- und Handlungsmustern.

Intuition ist in erster Linie rezeptiv. Intuition empfängt. Sie hat Einsicht in das Potenzial einer Situation oder eines Menschen, und zwar ohne den diskursiven Gebrauch des Verstandes, d.h. ohne rationale Schlussfolgerungen. Denn Intuition bildet den Gegenpol zum rational wirkenden Intellekt. Intellekt kommt aus dem Lateinischen *intellegere*; wörtlich: etwas auflesen, sammeln, lesen; in zweiter Linie dann verstehen, begreifen. Der Intellekt nimmt auf, was aus der Intuition geboren worden ist, er überprüft die Ergebnisse und führt aus. Er kommt also erst danach und nicht, wie es in der Zivilisationskultur der Fall ist, davor. Die weibliche Intuition bietet den Mutterboden für den männlichen Intellekt. Der Intellekt sammelt auf und verarbeitet weiter, was die Intuition ihm zuspielt. Das ist seine Funktion – überdenken, einordnen, strukturieren, analysieren, überprüfen, planen. Hier hat er seinen natürlichen Platz.

„Richtige" Diagnosen und Entscheidungen und konstruktives Handeln sind die Folge. Selbst das Wort „richtig" kann wörtlich genommen werden – der natürlichen Richtung folgend: Intuition vor Intellekt! Zuerst nach innen, dann nach außen. Zuerst hineinblicken und auf Empfang stellen – für die feineren Informationen des Dazwischen, die geistige Inspiration, den göttlichen Funken, der spürbar ist. Was möchte sein? Dann erst das rationale Einsammeln und Abwägen.

Echte Intuition ist eine weitere Facette des Mitgefühls. Sie überschreitet nicht nur die Möglichkeiten des Verstandes und des Wissens, sondern auch der fünf Sinne. Sie blickt hinter das sinnlich Wahrnehmbare in den unsichtbaren Raum zwischen den Polen, liest, was zwischen den Zeilen und den Worten *wirkt*. Daher hat sie mit Gespür und Feingefühl zu tun, mit Sensibilität und Sensitivität. Durch Intuition wird jedes Handwerk zur Kunst – und die Medizin zur Heilkunst.

Wer nach innen blicken möchte – in die Allverbundenheit, das Eine – wird dies niemals aus einem Bewusstsein der Trennung heraus zu tun vermögen. Innere Zusammenhänge kann man nur wahrnehmen, wenn man sich selbst in einem Zustand der Verbundenheit befindet. Ich kann einen Menschen in seiner Ganzheit nur erkennen, wenn ich ihm mit Achtung,

Respekt und Wertschätzung begegne. Ich kann nur mitfühlen, wenn ich mich offen und vorbehaltlos auf ihn einlasse. Und ebenso kann ich das Potenzial einer Situation nur dann ermessen, wenn ich mit dieser Situation selbst in Beziehung trete. Mitgefühl hat immer mit Empathie – mit Liebe – zu tun.

Wo ich mich in Beziehung setze, liebe ich. Wo ich liebe, *sehe* ich – und nur dort. „Man sieht nur mit dem Herzen gut", heißt es im *Kleinen Prinzen* von Saint-Exupéry. Wo ich liebe, nehme ich die Angst und schenke Vertrauen. Fühlt sich jemand erkannt, kann er sich öffnen; dadurch entsteht eine Kraft, die wirkt, ohne dass ich etwas dafür tun müsste, die vielmehr ihrer eigenen Gesetzmäßigkeit folgt. Auch diese Kraft ist Liebe. Sie erzeugt ein heilendes Feld, in dem die natürliche Ordnung wirken kann: Allverbundenheit – Liebe. Liebe *ist* das Prinzip der Verbundenheit und die Kraft der Verbindung. Sie ist von Anbeginn vorhanden, doch will sie erkannt und gelebt werden, um *sein* und sich entfalten zu können.

Jeder hat den Zustand der Liebe schon erlebt. Wenn wir lieben, sind wir mit uns selbst im Reinen und alles ist in Ordnung, so wie es ist. Wir könnten uns selbst und die ganze Welt umarmen, schwimmen in einem Ozean von Glückseligkeit und haben ein Gefühl für das Richtige. Alles scheint uns in diesem Zustand zu gelingen. Wir zeigen uns, wie wir sind und fühlen uns gut dabei. Wir folgen der inneren Stimme, geben uns hin an den Augenblick und erschaffen den nächsten Augenblick aus der visionären Kraft unserer Träume. Wir atmen das Leben, und umgekehrt scheint das Leben uns zu atmen. Liebe ist begleitet von einem intensiven Gefühl des Ich-Bin und einer tiefen Akzeptanz des Es-Ist.

Liebe, Lieben und Geliebt-Werden machen glücklich und fühlen sich gut und gesund an. Eigentlich weiß jeder, dass man Liebe wahrnehmen kann. Dass man damit aber auch das Vorhandensein von Ganzheit, Ordnung, Stimmigkeit und Harmonie erspüren kann, wissen nur die Wenigsten. Dabei wäre es so einfach. Ebenso einfach könnten wir Trennung und Blockaden wahrnehmen. Diese fühlen sich nämlich nicht gut an; man fühlt sich unbehaglich, unwohl, ungesund dabei. Dort, wo ein schlechtes Gefühl vorherrscht, besteht die Gefahr, aus der Ordnung der Dinge herauszufallen oder bereits die Anbindung verloren zu haben. Dort sollten wir schnellstens wieder in Verbindung treten – mit uns selbst, mit anderen, dem Ganzen, mit dem, was abgespalten wurde.

Unser im Herzen „eingebautes" Glücksbarometer zeigt an, ob wir in die Ganzheit eingebunden sind oder gegen die Harmonie des Ganzen verstoßen. Ganzheit ist immer positiv. Sie gibt sich durch Gefühle der Verbundenheit, des Annehmens und der Zuneigung zu erkennen, sowie durch eine tiefe Lebensfreude, die aus positiven Gedanken, Gefühlen und Handlungen erwächst. Das Wissen um Ganzheit und die Trennung von ihr ist ausnahmslos jedem Menschen gegeben. Es ist in seinem Gewissen verankert; ja man kann sagen, dass gerade dieses Unterscheidungsvermögen die Weisheit des Herzens ausmacht.

Jede Störung der Anbindung an die natürlichen Ordnungsimpulse erzeugt Disharmonie und unterbricht oder blockiert den natürlichen Fluss der Lebensenergie. Normalerweise machen sich derartige

Brüche und Blockaden sofort bemerkbar, indem sie uns ein Gefühl des Unwohlseins vermitteln. Intuitiv spüren wir das Unstimmige, denn Trennung ist immer negativ. Die Auslöser dafür können verschiedenste Ursachen haben: Sie können von innen oder von außen kommen – von uns selbst, von anderen oder aus der Umwelt. Sie können sich auf der seelischen, körperlichen oder geistigen Ebene zeigen oder Folgen bestimmter Lebensbedingungen sein. Egal wie unterschiedlich und vielfältig die Ursachen sein mögen, eines ist allen gemeinsam: Sie sind immer negativ, lieblos und zerstörerisch – und daher lebensfeindlich. Werden sie nicht in die Ganzheit zurückgeführt, erzeugen sie energetische Blockaden und können sich schließlich in Krankheit verwandeln.

Krankheit ist also immer ein Hinweis und daher eine Chance, Trennung zu überwinden und ganz zu werden. Wir sollten uns diese Chancen nicht nehmen lassen, denn es ist Teil der Lebensschule selbst.

LIEBE IST DIE MATRIX ALLER THERAPIEN

Heilung bedeutet nicht nur die Beseitigung der Symptome, sondern die Rückführung in einen Zustand der Balance von Körper, Geist, Seele und Umwelt.

Gesundheit ist nicht zu erreichen, wenn wir nur in den medizinischen Bereichen Änderungen vornehmen. Man muss in der gesamten Gesellschaft, in der Umwelt und in den Lebens-, Arbeits- und Wohnbedingungen Harmonie anstreben. Erst wenn wir verstehen, dass Gesundheit, Umwelt, Frieden, Gerechtigkeit, Ethik, Philosophie, Arbeit und ein erfülltes Leben nicht voneinander zu trennen sind, werden wir wieder in der Lage sein, ganzheitlich zu denken und zu handeln.

In dieser Hinsicht können wir von den traditionellen Medizinsystemen viel lernen. Die Rückeroberung und Neubelebung dieses Wissens ist für den heutigen Menschen daher von enormer Wichtigkeit, bevor sein kulturelles Erbe, das nicht weniger birgt als das Gedächtnis der Evolution, verloren geht.

Mich hat es sehr beeindruckt, mitverfolgen zu können, wie Wangchuks Großvater nach einem erfüllten Leben Abschied genommen hat. Drei Jahre lang bereitete er sich auf sein Hinübergehen in den anderen Seinszustand vor, saß mit seiner Mala meditierend im Hof oder spielte mit den Kindern. Die Alten und die Kinder gehören zusammen, sagt man in Ladakh, denn sie sind geistig in einem ähnlichen – nämlich unschuldigen – Zustand. Die Kinder, weil sie noch nicht von der Ganzheit getrennt sind, die Alten, weil sie durch ein bewusstes Leben wieder zur Ganzheit zurückgefunden haben. Als Großvater bereit war zu gehen, teilte er der gesamten Familie seinen Entschluss mit und alle versammelten sich um ihn, um ihn über die Schwelle zu begleiten. Er stellte das Essen ein, legte sich auf seinem Lager nieder und erlaubte seinem Geist, sich friedlich und sanft vom Körper zu lösen und in die Allverbundenheit einzugehen. Auf seinem wunderbaren Gesicht lag das seligste und dauerhafteste Lächeln, das ich jemals gesehen habe. Es hatte sich tief in seine Züge eingegraben.

Liebe als das Prinzip und die Kraft der Integration ist die Grundlage von Harmonie und Ganzheit. Sie ist die Matrix aller Therapien, nicht nur, was den Menschen betrifft, sondern auch, was Gesellschaft, Kultur und die gesamte Welt angeht. In letzter Konsequenz ist Liebe eine Lebenspraxis, besser gesagt eine Lebens*haltung*. Liebe ist ein Ja zum Leben, zu uns selbst, unseren Mitmenschen, zur Natur und auch zu der Tatsache, dass das irdische Dasein vergänglich ist. Indem wir uns zu diesem Ja bekennen, erlangen wir Selbstvertrauen, Selbstachtung und Würde. Indem wir Trennung überwinden, beseitigen wir die Wurzeln von Ängsten, Schocks und Traumata. Alte Energieblockaden verschwinden und neue können gar nicht erst entstehen. In der Ganzheit kann das Selbst die Harmoniesignale der kosmischen Ordnung empfangen. Wir selbst werden zur Quelle von Wahrheit, Heilung und Harmonie.[45]

Liebe und Mitgefühl in die Medizin und in alle Bereiche des Lebens einzubetten und zu kultivieren – das würde der Zivilisation wieder eine Seele geben und ihr neuen Atem einhauchen. Das würde unser akademisches Wissen lebendiger machen und Lernen zur Erfahrung werden lassen. Das würde Brücken schlagen zwischen Disziplinen, Kulturepochen, Menschen und Völkern. Das wäre die sanfteste Revolution, die es jemals gegeben hat – Evolution, der Quantensprung, von dem schon so lange die Rede ist, die Wende zum Wesentlichen.

---

[45] Christina Kessler, Amo ergo sum – ich liebe, also bin ich. Arbor 2002, Taschenbuch Heyne 2005
Christina Kessler, Herzensqualitäten – Die Intelligenz der Liebe. Integral Verlag 2005, München

Potenziell ist dies heute möglich. Viele Visionäre haben diesen Quantensprung vorausgesehen. Am schönsten hat es der französische Philosoph *Teilhard de Chardin* formuliert: „Eines Tages, nachdem wir Herr der Winde, der Wellen, der Gezeiten und der Schwerkraft geworden sind, werden wir uns auch die Kräfte der Liebe nutzbar machen. Dann wird die Menschheit, zum zweiten Mal in der Weltgeschichte, das Feuer entdecken."

Vor dieser Möglichkeit stehen wir heute. Wir sollten sie wahrnehmen und uns mit aller Kraft für ihre Verwirklichung einsetzen.

Fragen an Christina Kessler

Ich möchte erst einmal für diesen Vortrag wirklich danken, von dem ich wahrscheinlich mehr mit nach Hause nehme, als von einigen Semestern Medizinstudium.

Eine Sache hat mich in der letzten Zeit verwirrt: Wir haben vor Kurzem einen Vortrag von Prof. Unschuld *gehört, der sich als Medizinhistoriker in München Jahrzehnte lang mit chinesischer Medizin beschäftigt hat. Er berichtete, dass in China die Ärzte oder die Heiler eigentlich ein sehr schlechtes Image haben. Dass sie auf einer sehr niedrigen gesellschaftlichen Stufe stehen. Ich kann mich in diesem Zusammenhang an eine Aussage meiner ersten Psychotherapielehrerin erinnern, die gesagt hat, die Schamanen waren in ihren Gesellschaften immer Außenseiter, weil man Angst vor ihrer Macht hatte. Und jetzt hören wir in vielen Vorträgen – auch eben von Ihnen – vom hohen Ansehen, das Heilkundige, Heiler und Ärzte in anderen Kulturen haben. Vielleicht können Sie etwas zu diesem Widerspruch sagen?*

Ich denke, dass sich das im Laufe der Geschichte oft verändert hat und ich kann mir vorstellen, dass es immer dann dazu gekommen ist, wenn die Heilkunde, die Medizin und die Mediziner keinen unmittelbaren Bezug mehr zum Menschen hatten. Und wenn es z.B. über China gesagt worden ist, dann ist es wichtig zu wissen, welche Epoche da gemeint ist, denn in China haben wir durchaus Phasen erlebt, in denen der Arzt sehr hohes Ansehen besaß. Es kann vielleicht in der modernen chinesischen Kultur sein, dass das Traditionelle hinter der Schulmedizin etwas ins Hintertreffen geraten ist.

Zum Schamanismus kann ich dasselbe sagen: Vieles hängt von der Auffassung der Ethnologie selbst ab, wie sie den Schamanismus darstellt. So wurden die ersten Beispiele von Schamanismus sogar als „arktische Hysterie"[46] bezeichnet. Demnach war der Schamane ein ziemlich Verrückter, der mit den Geistern Kontakt hatte. Das ist aber nur aus der Sicht der Forschung von außen her gesehen, die den Gesamtzusammenhang nicht verstehen konnte und deshalb falsch dargestellt hat. Diese Außenbetrachtung hat sich lange in der Ethnologie gehalten. Die innere Wirklichkeit ist aber eine andere. Heiler oder Schamanen waren letztendlich immer diejenigen, die nicht nur für die Heilung in medizinischer Sicht zu sorgen hatten, sondern die die Aufgabe hatten, die Ordnung und das Gleichgewicht in der Gesellschaft aufrechtzuerhalten oder immer wieder herzustellen, dadurch, dass sie Kontakt zur geistigen Welt haben. Dadurch, dass sie Mittler zwischen geistiger und materieller Welt sind. Und das findet sehr oft von außen her betrachtet eine andere Darstellung.

Nur weil das Thema jetzt angeklungen ist: Medizinmänner oder Heiler in Afrika, z.B. in Togo, können auch negative Kräfte haben, nicht nur positive. Ich saß gestern Abend zufällig neben einem älteren Kollegen, der in den sechziger und siebziger Jahren viel in Togo gearbeitet und viele Beispiele erzählt

---

[46] Rückzug, außergewöhnliche Verwirrtheit, Erregtheit sowie Bewusstseinsverlust von bis zu zwölf Stunden (Anmerkung des Hrsg.)

hat: Z.B. kam einmal der Sohn des Königs der Stadt Anecho zu ihm und sagte, er sei doch ein westlicher Arzt. Seit drei Jahren hätte er Streit mit seinem Medizinmann und dieser hätte ihm jetzt gedroht, er würde an einem bestimmten Tag der kommenden Woche sterben. Dabei war der Königssohn ein total fitter, junger Mann. Der Kollege nahm ihn im Krankenhaus auf, untersuchte ihn, erklärte ihm alles und leitete eine Schlaftherapie ein. An dem bewussten Tag war er früh morgens völlig munter und lebendig. Der Arzt behielt ihn noch weiter im Krankenhaus, aber um drei Uhr nachmittags war er tot. Nach der Erzählung hat mich dann der Kollege gefragt: „Was habe ich falsch gemacht?"

Was ich damit sagen will: Wir glorifizieren manchmal Schamanen als die großen Heiler – sie können aber durchaus auch negative Kräfte entfalten.

Wir finden hier tatsächlich die unterschiedlichsten Ausprägungen. Was ich dargestellt habe, ist eine prinzipielle Weltsicht – also eine Grundlage einer Weltsicht, die die verschiedensten Ausprägungen haben kann. Es wurde da meiner Meinung nach in der Forschung auch viel zu wenig zwischen schwarzer und weißer Magie unterschieden, denn ein Schamane ist etwas anderes als ein Hexer. Beide kennen die grundlegenden, geistigen Prinzipien des Kosmos; beide arbeiten damit. Der eine zum Wohle des Ganzen, zur Aufrechterhaltung der Gesellschaft und für die Harmonie. Der andere benutzt dieselben Kräfte aus Eigennutz. Letztendlich arbeitet er damit gegen sich selbst, das weiß man heute vielleicht schon besser. Das gab es immer, dass mit denselben Kräften entweder aus einer ethischen Grundeinstellung heraus oder aus Machtgründen gearbeitet wurde, und da gilt es sehr, das zu unterscheiden. Denn mit denselben Gesetzen, mit denselben Kräften kann man alles machen. Deshalb kommt es auf die ethische Grundeinstellung an, ob etwas Gutes oder etwas Schlechtes dabei herauskommt.

Magie betreiben wir in unserem Alltag dauernd. Wir arbeiten ja ständig mit den kosmischen Gesetzen – einmal zum Wohl und einmal wieder genau zum Gegenteil. Es ist bewusste Magie, die in die eine Richtung und in die andere Richtung benutzt werden kann. Und deshalb unterscheide ich gern zwischen Spiritualität und Magie. Denn in der Spiritualität gibt es für mich einen wesentlichen Unterschied: Man benutzt nicht einfach nur die Kräfte als „Herr über diese Kräfte", sondern da kommt ein wesentliches Element, nämlich die Demut, dazu. Man selbst beugt sein „kleines Ich", sein egoistisches Ich, vor dieser größeren, göttlichen Ordnung. In diesem Fall benutze ich gerne den Ausdruck „göttlich". Man beugt sein Haupt und übergibt sich selbst an diese göttliche Ordnung, um diese Ordnung durch sich selbst wirken zu lassen; nicht um sie zu benutzen. Das ist eben dieser grundlegende Unterschied. Das eine Mal handelt man aus einer völlig verbundenen, einheitlichen Annäherung an das Ganze – ich bin eins mit dem Ganzen und lasse es durch mich wirken – in der magischen Variante handelt man immer noch aus einem Trennungsbewusstsein heraus. Hier stehe ich, dort sind die Kräfte des Kosmos und ich benutze sie.

Sie haben gerade wiederholt das Wort „Wirkung" gebraucht. Da bin ich Ihnen sehr dankbar.

136

Letzten Endes sind alle Modelle für mich dann in ihrer Richtigkeit spürbar, wenn sie die Freude in den Gesichtern lebendiger machen, wenn die Wirkung eines Modells diese wunderbare Folge hat – und nicht zuletzt die der Liebe. Und Professor Dürr, *den Sie zitiert haben, spricht ja inzwischen anstelle von quantenphysikalischen Untereinheiten wie „Quarks" von „Wirks". Und das macht Sinn.*

Die Grundspaltung im Abendland ist für mich der aus Ängsten geborene Versuch, falsche Sicherheit geben zu wollen. Das ist durchaus nachvollziehbar. Das geschieht etwa ab Kopernikus. Freud spricht von der „kopernikanischen Kränkung". Ich als Arzt erlebe eine noch umfassendere Folge, die „descartes'sche Krankheit", oder die „S.O.S.-Spaltung" (Subjekt-Objekt-Spaltung). Diese Spaltung zu versöhnen und daran heilend teilzuhaben, dafür danke ich.

Danke.

Klaus-Dieter Platsch: *Ich möchte noch einmal kurz auf das Thema der schwarzen Magie zurückkommen. Du hast gesagt, so wie wir gewöhnlich in der Medizin eine Krebsdiagnose mitteilen, ist es ein Voodoo-Zauber. Bei dem Wort „Zauber" könnte man meinen, dass etwas von außen in jemanden hineinkommt. Was da geschieht, geschieht jedoch in den Tiefen unseres eigenen Bewusstseins. Die Diagnosemitteilung einer Krebserkrankung setzt eine Unmenge an Botschaften und inneren Überzeugungen in Gang. Alles, was wir über Krebs und seine Auswirkungen auf unser Leben wissen und mutmaßen. Diese Informationen vermitteln wir als Ärzte, sie kommen* aber genauso von den Angehörigen, den Freunden, aus den Internetrecherchen der Betroffenen usw. Das ganze Drama der Erkrankung, das „Wissen" um Schmerz, Gebrechlichkeit, Siechtum und Tod breitet sich im Bewusstsein des Patienten aus. Und in vielen Fällen gleicht die statistische Wahrscheinlichkeit bei Krebs über kurz oder lang einem Todesurteil. Wir haben das als Ärztinnen und Ärzte so gelernt und verinnerlicht – und ob wir wollen oder nicht –, solange wir in uns selbst den Statistiken den Vorrang im Heilungsgeschehen geben, solange übertragen wir diese letalen und desolaten Bilder auf die Patienten und unterminieren damit alle Hoffnung und Abwehrkräfte.

Denn diese Botschaften von letaler Erkrankung – ob ausgesprochen oder nur subtil in der ärztlichen Überzeugung – wirken als Informationen, als Potenzial im Quantenfeld, das sich nun im Patienten quasi selbsterfüllend realisieren kann. Auf diese Weise wird das ganze Potenzial von Heilung vergeudet, und so wird nicht selten aus der Möglichkeit eines heilenden Feldes im Menschen ein schädliches Feld.

Teilnehmerin: *Ich wollte mich erst auch ganz herzlich für diesen wunderbaren Vortrag bedanken. Ich hatte gestern die Freude, auch an Ihrem Workshop teilzunehmen, und da ging uns in den drei Stunden immer wieder das Herz auf. Vielen Dank.*

Ich möchte gerne auf ein Beispiel aus der westlichen Kultur hinweisen. Auf Albert Schweitzer, *dessen Anliegen es war, aus einem Verständnis der Nachfolge Christi als Arzt tätig zu sein. Die Albert-Schweitzer-Stiftung in Frankfurt am Main hat es sich dankenswerter Weise zur Aufgabe gemacht, sein*

Denken noch tiefer zu erforschen und sich intensiver damit auseinanderzusetzen. Und es ist sehr lohnenswert, diesen Arzt, der auch Theologe und Musiker war und all diese Bereiche miteinander verbunden hat, zu studieren. Da finde ich auch einen Hinweis, dass es diese Haltungen, über die wir hier sprechen, auch im westlichen Denken gibt.

Ja. Gerade *Albert Schweitzer* hat einen ganz großen Einfluss auf meine Arbeit gehabt. Aber ich würde auch sagen, dass gerade *Albert Schweitzer* einer war, der die Zivilisation kritisch unter die Lupe genommen hat. Was ich mit „westlicher Zivilisation" meine, ist die technokratische, bürokratische, fortschrittsgläubige, die rasende, wissenschaftsorientierte und rationalistische Seite der Zivilisation. Das ist jetzt natürlich auch etwas, das man mit leuchtender Unschärfe betrachten muss. Sobald wir das scharf stellen, finden wir all diese Dinge, wo wir etwas dagegen sagen könnten. Das sind dann ja oft ganz grobe Gewichtungen, in denen aber trotzdem alles andere auch enthalten ist. Da müssen wir immer auch ein Auge zudrücken – das Auge des Scharfstellens. Aber *Albert Schweitzer* ist genau einer, der auf dieser Linie liegt, der damit gearbeitet und auch große Erfolge gehabt hat. Aber er ist auch vom Westen – zumindest von der Theologie – geächtet worden ist. So hat er zum Beispiel einen Preis, den er verdient hat, nicht bekommen, weil er diese Wege aufgezeigt hat.

Unsere Sehnsucht nach
Liebe und Mitgefühl ist
der innerste Kern unseres
menschlichen Wesens.

Dalai Lama

Das Einherz-Projekt der Wiener Medizinstudenten – und Clowning als Medizin

Alexander Radinger

Kennen Sie das, wenn ein Traum von Ihnen Besitz ergreift und er ist in Ihren Gedanken und Ihren Gefühlen und Sie trauen sich gar nicht von diesem Traum zu sprechen, weil er Ihnen so lieb und wertvoll ist. Und plötzlich passiert es, dass dieser Traum vom Himmel auf die Erde herabsinkt und Wahrheit wird. So geht es mir jetzt gerade, weil ich hier als Medizinstudent mit meinen bescheidenen Erfahrungen stehen und mit Ihnen teilen darf, was mein Herz in der Vergangenheit berührt hat und mich noch immer berührt. Ich danke Ihnen für das Geschenk, das Sie mir machen, indem Sie mir zuhören.

Und Sie werden sich vielleicht fragen, warum hat mein Wegbegleiter und wunderbarer Freund *Klaus-Dieter Platsch* diesen Studenten eingeladen? Warum bin ich hier? Sie müssen sich Folgendes vorstellen: Ich war ungefähr im dritten Jahr meines Medizinstudiums und recht verzweifelt, denn es war schon mein zweites Studium. Ich hatte zuerst Betriebswirtschaft studiert, als ich dann merkte, mein Weg will mich doch woanders hinführen. Ich will Menschen nahe sein. Ich will mit Menschen interagieren. Das ist das, was mir gefällt. Aber dann, während des Medizinstudiums bekam ich peu a peu das Gefühl, irgendwie trotzdem fehl am Platz zu sein. Also warum ist es das jetzt auch nicht? Das verstehe ich nicht. Ich war verzweifelt!

Wir lernen im Studium immer, die Distanz zwischen Arzt und Patient zu bewahren, und ich habe mich gefragt: Warum? Und ich bekam immer mehr das Gefühl, dass die Apparate und die technischen Geräte, die wir in der heutigen Medizin haben und die großartig sind, uns oft eher im Weg stehen als die Kommunikation zwischen Arzt und Patient erleichtern. In mir brannte die Sehnsucht nach einer besseren, ganzheitlichen und menschenwürdigen Medizin. Und ich habe damals in meiner Verzweiflung einen Text geschrieben, der diese Sehnsucht recht gut vermittelt. Den möchte ich jetzt mit Ihnen teilen:

Stell Dir vor, Professoren, Oberärzte, Turnusärzte, Krankenschwestern, Kochgehilfen und der Putztrupp halten zusammen und bilden ein Team, dessen Geist jedes Mitglied schätzt. Wie ein wunderschönes Mosaik im Kunstwerk.

Stell Dir vor, dass Dich die Arbeit mit dem Patienten nicht ausbrennt, vielmehr Nahrung ist für die Flamme Deiner Begeisterung.

Stell Dir vor, Du kannst Patienten liebevoll umarmen und sie halten und Du spürst das Gefühl der Verbundenheit.

Stell Dir vor, dass Du Dich im tiefen Staunen vor dem Wunder „Leben" verneigen darfst und nicht immer für alles eine Erklärung parat haben musst.

Stell Dir vor, Du stellst Dich nicht mehr über die Behandelten, weil sie schwach sind und Du mehr weißt, stattdessen kannst Du

hinter ihrem Leiden das geheimnisvolle Fun-
keln ihrer Seele erkennen, das auch in Dir ist.
Stell Dir vor, an Deinem Lebensabend zu
sagen: Ich war Arzt, denn ich habe die Men-
schen aus vollem Herzen geliebt.

In jenen Tagen las ich auch einige Bücher von
Klaus-Dieter Platsch und hatte das Gefühl: Ah, da ist
ein Mensch, der mich versteht. Ein Mensch, der mir
in meiner Not helfen könnte. Ich habe all meinen
Mut zusammengekehrt und ihn angerufen. Nach
meinen ersten Begrüßungsworten am Telefon wusste
ich nicht mehr, was ich hatte sagen wollen. Ich hatte
alles vergessen – all die viele Fragen in mir, so vieles, was ich zusammengeschrieben hatte. Aber *Klaus
Platsch* hatte schon damals Mitgefühl mit mir und
lud mich einfach ein, ihn einmal zu besuchen. Er hat
gesagt: Ach was, kommen Sie einfach vorbei und wir
schauen mal. Ich habe den Weg dann wirklich angetreten.
Unter anderem habe ich ihn gefragt: „Wie kann ich
die Medizin umsetzen, von der ich träume? Würde es
Sinn machen, wenn Studenten sich mit Spiritualität
beschäftigen? Und nicht nur sich damit beschäftigen,
sondern auch Wege und Mittel finden, um das zu
erfahren?" Und Klaus ermunterte mich einfach nur,
das, was mir so sehr im Medizinstudium fehlte und
mir so wichtig war, selbst dort hineinzutragen und
uns als Wiener mit einer Gruppe von Medizinstuden-
ten in München, die sich auch mit dem Thema be-

schäftigt, zu vernetzen. Diese Gruppe heißt übrigens heute *Medizin und Menschlichkeit.*[47]

Und er sagte: „Schauen Sie mal, was daraus wird." Und das war der Funke, der ein großes Feuer entfacht hat. Denn es hat sich blitzschnell in Wien ein Kreis von Medizinstudentinnen und -studenten gefunden, die allesamt sagen: Bei aller Faszination für die medizinische Wissenschaft und für die Technik, die wir haben, fehlt uns doch etwas Entscheidendes. Wir haben alle einige enttäuschende Erfahrungen gemacht. Denn wir träumen von einer Medizin, die nicht „die Gallenblase auf Zimmer 13" behandelt, sondern in der wir mit einem Menschen mit seinen Geschichten, mit seinen Sehnsüchten, mit seinen Gefühlen, mit seinen Ängsten zu tun haben und ihn als ganzen behandeln. Wir wollen mit unserem aktiven Tun zeigen, wie die Medizin aussieht, von der wir träumen und die wir uns vorstellen. Und daraus hat sich dann das, das wir heute *Einherz* nennen, entwickelt.

Was ist *Einherz*? *Einherz* ist ein Verein, eine Initiative, die momentan fünfundzwanzig bis dreißig Teammitglieder hat, die regelmäßig Projekte und Aktionen organisieren. So hatten wir bereits zwei große Symposien.

Das erste fand 2008 zum Thema *Medizin und Spiritualität – Hand in Hand* an der medizinischen Fakultät der Universität Wien statt und das zweite,

---

[47] Kontakt unter www.medizinundmenschlichkeit.de. Die Studentengruppe Medizin und Menschlichkeit hat im April 2010 eine Sommerakademie für MedizinstudentInnen als Klausurtagung im Kloster Benediktbeuern durchgeführt und plant ihre nächste für 2011 (Anmerkung des Hrsg.)

Medizin und (Heil)-Kunst – Hand in Hand – am selben Ort ein Jahr später.[48] Und nebenbei laufen noch weitere Ideen und Projekte. *Einherz* begeistert immer mehr Leute aus den verschiedensten Bereichen des Lebens: Psychologen oder Künstler, Wissenschaftler und Professoren. Und wir laden sie alle ein, bei uns mitzumachen, denn wir haben uns immer mehr von einem eingeschworenen, abgeschlossenen Kreis zu einer offenen Plattform für alle entwickelt, deren Herzen im *Einherz*-Takt schlagen, wenn man es so sagen will.

Und wenn ich Ihnen das jetzt alles sage, dann trifft es doch nicht die Essenz dessen, was *Einherz* ist. Denn die Essenz ist, wie man im Englischen so schön sagt, ein *Spirit*, den man schwer erklären und benennen kann. Aber jeder, der bei einer Veranstaltung von uns dabei war, der hat ein Gefühl dafür bekommen und weiß, wovon ich spreche. Es ist eine Kraft, eine atmosphärische Kraft, die uns den Mut und die Ausdauer gegeben hat, neben unserem Studium und dem Lernen für die Prüfungen auch Zeit aufzubringen, kreativ zu sein, Ideen zu entwickeln und diese auch in die Tat umzusetzen.

Ich will jetzt nicht mehr viele Worte verlieren, sondern Ihnen ein Video von den ersten Gehversuchen von *Einherz* zeigen. Wir haben damals eine Aktion gemacht, die folgendermaßen aussah: Wir

---

[48] Die Symposien fanden eine sehr starke Resonanz und über 250 MedizinstudentInnen bei jeder Veranstaltung haben sich drei Tage intensiv über Vorträge und Workshops mit diesen Themen auseinandergesetzt. (Anmerkung des Hrsg.) Informationen über www.einherz.at

bastelten uns Schilder aus Karton, auf die wir „Gratis Umarmung" schrieben. Und mit diesen Schildern sind wir dann in das größte Krankenhaus Wiens gegangen, in das Allgemeine Krankenhaus, und dort erlebten wir zehn überwältigende Minuten. Das war von einer enormen Schönheit. Allerdings kamen dann die Leute von der Security, die wir natürlich auch umarmt haben – allerdings mussten wir dann den Platz räumen. Anschließend sind wir in das zweitgrößte Krankenhaus Wiens, die Rudolphstiftung, gegangen, und was sich dort zugetragen hat, will ich Ihnen jetzt im folgenden Video zeigen.

VIDEO ...[49]

Und damit mein Vortrag nicht theoretisch bleibt, lade ich Sie jetzt ein, Ihre Sitznachbarin, Ihren Sitznachbarn zu umarmen, wenn Sie wollen.

*

Nun stellt sich noch die Frage, wie kann ich das persönlich in meinem Alltag umsetzen, denn man kann ja nicht jeden Tag umarmend in ein Krankenhaus gehen. Ich finde es sehr interessant, dass diese Fragen „Wie mache ich das in meinem Alltag? Wie setze ich das um?" hier auf der Tagung auch häufig gekommen sind.

Und ich kann Ihnen sagen, ich tue mir teilweise wirklich schwer, wenn ich mit meinen Idealen in

---

[49] Das Video ist im Internet zu sehen unter:
http://www.einherz.at/02_UEBER_UNS/020303_umarmung.php; oder
http://www.youtube.com/watch?v=_ZObU9c_-es

diese Welt hinausgehe und mich manchmal mit so einer Grauheit konfrontiert sehe. Wenn ich sehe, wie viele nur sich selbst leben, auf ihren eigenen Vorteil bedacht sind und nur sich selbst der Nächste zu sein scheinen. In der U-Bahn, in der Straßenbahn, im Zug darf man seinem Gegenüber nicht einmal in die Augen schauen, geschweige denn mit ihm oder ihr reden, weil man sonst vielleicht komische Blicke erntet.

Und dann gibt es Momente für mich, in denen sich ein geheimnisvolles Tor öffnet, und es ist dann, als wenn ein goldener Schimmer vom Himmel herabregnete und die Welt verzauberte. Den Moment verzaubert. Und plötzlich reden Leute miteinander, die sich nicht kennen, sie öffnen sich gegenseitig, ja sie lachen und singen und tanzen vielleicht sogar miteinander. Und mein Zugang, mein Weg zu diesem Tor ist der Weg des Clowns. Das ist mein persönlicher Zugang. Clowning ist nicht für jeden das Tor, der bei *Einherz* ist. Für den einen mag es die Homöopathie sein, für den nächsten die Anthroposophie und für den übernächsten der christliche Glaube. Das Schöne ist aber, wenn wir – jeder für sich – durch unser eigenes Tor durchgehen, wir uns in *einem* Raum treffen. Und das ist dann dieser Raum, den wir gemeinsam haben und in dem dieser *Spirit* wohnt, von dem ich gesprochen habe und der hier vielleicht spürbar war. Und das verbindet uns alle miteinander.

Noch einmal zurück zum Clown, zum Weg des Clowns. Da möchte ich Ihnen eine Geschichte erzählen. Während meines Medizinstudiums war auch *Patch Adams* ein großes Vorbild für mich. *Patch Adams* ist ein amerikanischer Arzt, der während seines Medizinstudiums darauf gekommen ist, dass die meisten Ärztinnen und Ärzte keineswegs glücklicher und gesünder als ihre Patienten sind. Er wollte das ändern – und es entstand das, was er heute „Love Revolution" nennt. Die Love Revolution sah so aus, dass er als Clown mit roter Nase in aller Herren Länder hinausgezogen ist, in Spitäler, in Waisenhäuser, zu Obdachlosen, zu Drogenkranken, überall dorthin, wo das größte Elend herrschte. Und mit seinem Humor, mit seiner Freude, mit seiner Liebe schafft er es, Leid in einer Dimension zu lindern, die man sich fast nicht vorstellen kann. Er öffnet damit Räume der Heilung.

Und mein Ziel war es, diese Person unbedingt kennenzulernen. Es gibt eigentlich nur eine Möglichkeit, ihn persönlich kennen zu lernen und die ist, bei einem seiner sozialen Projekte mitzuarbeiten, wo er selbst vor Ort ist. Dazu muss ich sagen, dass die sozialen Projekte von *Patch Adams* sich dadurch auszeichnen, dass sich das künstlerische Element des Clowning mit sozialem Dienst und kulturellem Austausch verbindet. Also Kunst, sozialer Dienst und Kultur. Das ist eine sehr anregende Mischung, finden Sie nicht? Was mich verwunderte, war, dass es keine speziellen Voraussetzungen gab, um an diesem Projekt teilzunehmen. Man musste keine Ausbildung oder Vorkenntnisse haben, jeder jeglichen Alters war willkommen.

Allerdings gab es doch *eine* Voraussetzung: Man musste in seinem Clownskostüm von seiner Haustüre bis zu dem sozialen Projekt anreisen. Und das soziale Projekt damals, wo ich dann 2008 hinfuhr, war in Peru. Es war also ein weiter Weg. Und ich konnte mir das eigentlich nicht so recht vorstellen, denn ich hatte damals noch wenig mit Clowning am Hut. Ich suchte mir dann ein paar Klamotten vom Dachboden meiner Eltern zusammen: ein altes Hawaiihemd von meinem Vater, einen Hut von meiner Schwester, eine Blume von meiner Mutter und die Stofftrompete von unserem Hund und los ging es. Und Sie können sich vielleicht bildlich vorstellen, was ich da erlebt habe, als ich dann mit meiner vollen Clown-Montur zum Check-In Schalter am Flughafen gekommen bin, wie ich im Flugzeug saß und dann mit der Immigrationsbehörde in den Staaten zu tun hatte, weil ich über die USA flog. Und dort bei der Immigration, wo alles so seriös abläuft, stand ich da mit meinem Clownskostüm!

Im Nachhinein kann ich Ihnen empfehlen, einmal so zu reisen. So viele Leute werden Sie auf keiner anderen Reise kennen lernen. Sie werden in so viele Gespräche verwickelt und die Zeit vergeht wortwörtlich wie im Flug.

Ich habe *Patch Adams* dann auch wirklich kennen gelernt. Auch dieser Traum hat sich erfüllt und was ich dort erlebt habe, hat mein Leben von Grund auf geändert. Ich habe dort so viel Liebe und Schönheit erfahren dürfen, dass ich dafür kaum Worte finde, und ich durfte von ihm vor allem lernen, dass Clown-Sein nicht unbedingt bedeutet, jemanden um jeden Preis zum Lachen zu bringen. Die Intention eines Clowns ist, sein Herz zu öffnen und einfach zu geben. Zu geben, was in dem Moment als Bedürfnis des anderen spürbar ist.

Und ich werde nie vergessen, wie *Patch Adams* damals zu uns gesprochen hat, als wir das erste Mal in ein Spital ausgeschwärmt sind, dort in Peru. Er sagte: „Clowning is your nature. You cannot do anything wrong." Clowning ist unsere innerste Natur. Wir können nichts falsch machen.

Und das, was ich dort erfahren durfte, wollte ich dann unbedingt in meinem Alltag umsetzen. Ich wollte das Tag für Tag einfach leben. Und es gelingt mir immer öfter, auch ohne rote Nase und ohne Clownskostüm. Denn das ist im Endeffekt nur eine Hilfe für die Interaktion mit den Menschen. Aber es geht auch ohne.

Nun möchte ich Ihnen noch drei Beispiele aus meinem Alltag erzählen. Das erste: Stellen Sie sich vor, ich sitze in der U-Bahn und habe in der Hand einen solchen bunten Staubwedel (demonstriert den Staubwedel). Das ist für viele schon einmal ein ungewöhnliches Bild. Wenn dann der Platz neben mir frei wird, und eine andere Person will sich hinsetzen, dann lade ich sie dazu ein und mache ihr das noch schmackhafter, indem ich den Sitz abputze und ganz sauber mache. Spätestens dann lachen viele im ganzen Wagon. Und wenn die Person nichts dagegen hat, dann putze ich sie auch gleich mit ab – unter den Achseln, auf dem Kopf, der Brust, überall. Das sorgt immer für große Erheiterung.

Das zweite Beispiel ist aus der Klinik. Sie alle kennen die Situation einer Visite. Ein ganz wichtiger Event. Da zieht also der Schwarm von Weißkitteln los, ganz vorne der Professor, in der zweiten Reihe die Oberärzte und Assistenzärzte und ganz hinten die Studenten. Als Student muss man immer als Letzter ins Zimmer gehen. Das haben wir gelernt. Und dann steht man da als Student ganz hinten und die Ärzte reden vorne mit dem Patienten, der meistens etwas eingeschüchtert ist und sich wenig zu fragen traut.

Wenn dann der Schwarm wieder aus dem Patienten-zimmer weggezogen ist, lasse ich es mir oft nicht nehmen, mir kurz eine rote Nase aufzusetzen, noch einmal ins Patientenzimmer hineinzuschauen und zu winken, um dann die Tür wieder zuzumachen. Und dann hören Sie drinnen das Gekichere. Denn diese einfachen Dinge wirken enorm. Sie führen das Bild des Arztes, des Gottes in Weiß, das noch viele haben, ad absurdum, und in dem Moment bin ich auf einer Ebene mit dem Patienten. Es ist gigantisch, wenn plötzlich der Arzt eine rote Nase aufhat.

Oder ein weiteres Beispiel aus der Klinik: Ich habe Fingerpuppen, die ich während der Visite manchmal verschränkt unter meinem Arm verstecke, und wenn der Patient zu mir schaut, dann kommuni-ziere ich mit ihm über die Puppen. Und dann lachen viele Patienten oder kichern. Und der Professor wun-dert sich, was los ist. Er schaut zum Patienten, dann zu mir – und in dem Moment verschwinden die Fin-gerpuppen wieder unter dem Arm.

Was ich Ihnen damit sagen will: Es gibt unend-lich viele Möglichkeiten, kreativ zu sein, Humor ein-zubringen, den Menschen eine Freude zu machen und so mit Liebe für sie da zu sein. Der Kreativität sind keine Grenzen gesetzt und ich lade Sie alle dazu ein, das einmal auszuprobieren und damit zu experi-mentieren. Versuchen Sie es vielleicht zu zweit und machen Sie Ihren Schabernack. Man hat dann weni-ger Hürden am Anfang. Und wie gesagt: In allen von Ihnen wohnt ein Clown.

Und achten Sie auch darauf, *wie* Sie die Dinge machen: Zum Beispiel, *wie* Sie sich beim Kellner bedanken, wenn er Sie fragt, ob das Essen Ihnen ge-schmeckt hat. Meistens antwortet man: Ja, danke, es war gut. Und redet gleich weiter. Dabei gibt es so viele Möglichkeiten Danke zu sagen. Man kann seinen Dank zum Beispiel singen: (singt) „Freude schöner Götterfunken, es war her-vor-ragend". Das ist nur eine Möglichkeit. Es gibt auch so viele Möglichkeiten „Guten Tag" zu sagen. Es gibt so viele Möglichkeiten, über die Straße zu gehen und sich beim Autofahrer zu bedanken, der für einen stehen geblieben ist. Haben wir Achtsamkeit für diese Momente, kennt unsere Kreativität keine Grenzen.

Zum Abschluss möchte ich Sie noch zu den Veranstaltungen von *Einherz* einladen, wann immer Sie Lust haben zu kommen. Alle Informationen können Sie auf unserer Homepage www.einherz.at finden. Aber selbst wenn Sie nach dem heutigen Tag nie wieder mit unserem Verein in Berührung kommen, so können Sie doch alle „*Einherz* sein". Denn ich habe Sie am Anfang gefragt: Kennen Sie das? Und das war mehr eine rhetorische Frage, denn ich weiß, dass Sie alle viele Träume in sich tragen, und in dem Moment, wo Sie den Mut haben, Ihren Träumen zu folgen, sind Sie *Einherz*.

Weiterführende Literatur

Bücher der Referentinnen/Referenten (Auswahl)

Maximilian Gottschlich: Medizin und Mitgefühl, Böhlau Wien, 2.Aufl. 2007

Maximilian Gottschlich: Versöhnung: Spiritualität im Zeichen von Thora und Kreuz, Spurensuche eines Grenzgängers, Böhlau Wien, 2007

Christina Kessler: Amo ergo sum – ich liebe, also bin ich, Heyne, 2005

Christina Kessler: Amo ergo sum – Das Arbeitsbuch, Heyne, 2005

Christina Kessler: Herzensqualitäten: Die Intelligenz der Liebe, Integral, 2005

Anna Platsch: Schreiben als Weg: Von der kreativen Kraft des Wortes, Theseus, 2010

Anna Platsch: Offenes Siegel – meine Reise zu Sufis und Muslimen, Theseus, 2006

Anna Platsch: Die Adlerinnen, Books on Demand, Norderstedt, 2001

Klaus-Dieter Platsch: Das heilende Feld – Was Sie selbst für Ihre Heilung tun können, O.W. Barth, Frankfurt, 2009

Klaus-Dieter Platsch: Was heilt – vom Menschsein in der Medizin, Theseus, 2. Aufl. 2007

Klaus-Dieter Platsch: Was heilt – die tieferen Dimensionen im Heilungsprozess, MensSana Knaur, 2009

Klaus-Dieter Platsch: Psychosomatik in der Chinesischen Medizin – wenn Geist Essenz durchdringt, Urban&Fischer, 2. Auflage, München, 2005

Klaus-Dieter Platsch: Die 5 Wandlungsphasen – Tor zur Chinesischen Medizin, Urban&Fischer, München, 2005

Mitgefühl

Chökyi Nyima Rinpoche, David R. Shlim: Medizin und Mitgefühl, Arbor, 2006

Dalai Lama, Paul Ekman: Gefühl und Mitgefühl, Spektrum, 2008

Willigis Jäger: Über die Liebe, Kösel, 2009

Gert Scobel: Weisheit – Über das, was uns fehlt, Dumont, 2008

Allgemein

A.H. Almaas: Essenz – Der diamantene Weg der inneren Verwirklichung, Arbor, 2006

Aaron Antonovsky: Salutogenese – zur Entmystifizierung der Gesundheit, dgvt Verlag, Tübingen, 1997

Joachim Bauer: Prinzip Menschlichkeit, Hoffmann und Campe, 2006

Annie Berner-Hürbin: Hippokrates und die Heilenergie, Schwabe Verlag, Basel, 1997

Will Bowen: Einwandfrei – A complaint free world, Goldmann Arkana, 2008

Hans-Peter Dürr, Raimon Panikkar, Roland Ropers: Liebe – Urquelle des Kosmos, Herder, 2008

Dalai Lama: Die Welt in einem einzigen Atom, Theseus, 2005

Joachim Faulstich: Das heilende Bewusstsein, Knaur, 2006

Felix Gronau: Grenzenlose Erleichterung, Kamphausen, 2007

Michael Habecker: Ken Wilber – die integrale (R)evolution, Info3 Verlag Frankfurt, 2007

Doris Iding: Quellen der Heilung, Theseus, 2007

Hafis: Die Liebe erleuchtet den Himmel, Benziger, 2002

Barbara Marx Hubbard: Vom Ego zur Essenz, Koha, 2003

Gerald Hüther: Die Evolution der Liebe, Vandenhoek & Ruprecht, 2007

Bernard Jacoby: Wir sterben nie, Nymphenburger, 2007

Gerald G. Jampolsky: Was heilt ist die Liebe, Kösel, München, 2000

Byron Katie: Lieben was ist, Arkana Goldmann, München, 2002

Byron Katie: Eintausend Namen für Freude, Goldmann, 2007

Ervin Laszlo: Zu Hause im Universum – eine neue Vision der Wirklichkeit, Allegria, 2005

Bruce H. Lipton: Intelligente Zellen – Wie Erfahrungen unsere Gene steuern, Koha, 2009

Luise Reddemann: Eine Reise von 1000 Meilen beginnt mit dem ersten Schritt, Herder-Spektrum, 2004

Rupert Sheldrake, Matthew Fox: Die Seele ist ein Feld, Dialog zwischen Wissenschaft und Spiritualität, O.W. Barth Vlg., 1999

Ken Wilber: Mut und Gnade, Fischer, 2009

Ken Wilber: Ganzheitlich Handeln, Arbor, 2001

Ken Wilber: Einfach Das, Fischer, 2001

Ken Wilber: Integrale Spiritualität, Kösel, 2007

Willigis Jäger: Die Welle ist das Meer, Herder-Spektrum, 2000

Willigis Jäger: Westöstliche Weisheit. Visionen einer integralen Spiritualität, Theseus, 2007

Tony Parsons: Open Secret – die Erfahrung der Nicht-Dualität, Lüchow, 2000

Ramana Maharshi: Sei, was du bist!, O.W. Barth, 2002

Dennis Genpo Merzel Roshi: Big Mind, Aurum, 2008

Peter Russell: Quarks, Quanten und Satori, Kamphausen, 2002

Suzanne Segal: Kollision mit der Unendlichkeit, Rowohlt Taschenbuch, 2000

Christiane Singer: Alles ist Leben – Letzte Fragmente einer langen Reise, Bertelsmann, 2008

Jill Taylor: Mit einem Schlag, Knaur, 2008

Tarab Tulku, Lene Handberg (Hg.): Einheit in der Vielfalt, Theseus, 2005

Eckhart Tolle: Jetzt – die Kraft der Gegenwart, Kamphausen, 2000

Eckhart Tolle: Eine neue Erde – Bewusstseinssprung anstelle von Selbstzerstörung, Arkana Goldmann, München, 2005

Irina Tweedie: Der Weg durchs Feuer, Ansata-Vlg., 1988

Llewellyn Vaughan-Lee: Transformation des Herzens, Fischer, 1999

Brian Walker: Laotses unbekannte Lehren – Das Hua-Hu Ching, Aurum, Bielefeld, 2003

DVD
"Human Ascending" von Barbara Marx Hubbard

Tagungsbände

Klaus-Dieter Platsch (Hg.): Medizin und Spiritualität – ein Geschmack vom Heilen, Book on Demand, 2002

Klaus-Dieter Platsch (Hg.): Tod und Sterben – ein Geschmack der Ewigkeit, Book on Demand, 2003

Klaus-Dieter Platsch (Hg.): Bewusstsein und Transformation – ein Geschmack vom Ganzen, Book on Demand, 2005

Klaus-Dieter Platsch (Hg.): Integration von Spiritualität – ein Geschmack im medizinischen Alltag, Book on Demand, 2007

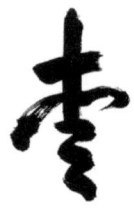

Liebe

Kurzbiographien und Anschriften

Prof. Dr. Maximilian Gottschlick
wirkt am Institut für Publizistik und Kommunikationswissenschaften der Universität Wien. Gründer und wissenschaftlicher Leiter der Europäischen Journalismus Akademie. Sein Schwerpunkt liegt im Bereich medizinischer Kommunikation und in der Auseinandersetzung mit der jüdisch-christlichen Spiritualität. Er ist Autor u.a. von „Medizin und Mitgefühl" und „Versöhnung: Spiritualität im Zeichen von Thora und Kreuz" beide bei Böhlau Wien erschienen.

Anschrift: Universität Wien
               Schopenhauerstrasse 32, A-1180 Wien
               Tel. 0043-1-4277-49320
               Email: maximilian.gottschlich@univie.ac.at
               Homepage:
               www.univie.ac.at/publizistik/Gottschlich.htm

Dr. phil. Christina Kessler
ist Kulturanthropologin, Soziologin und Religionswissenschaftlerin. Ihre Forschungsarbeit umfasst verschiedene schamanische und spirituelle Traditionen (Mexiko, Ladakh, Indien), die sie zur Entwicklung einer modernen Form von Spiritualität und der Holistischen Energie- und Atemlehre geführt haben. Sie leitet Seminare zur Ausbildung zum „Consultant for Integrative Development".

Anschrift: Amo ergo sum
               Am Erlbach 7, D-82386 Oberhausen
               Tel. 0049 (0)8802-907337
               Email: info@christinakessler.com
               Homepage: www.christinakessler.com

Alev Kowalzik (leitete den Musikworkshop)
ist ausgebildet als Dipl.-Psychologin und Therapeutin
u.a. am Jung-Institut in Zürich und als Musikthera-
peutin bei Oruc Güvenc in altorientalischer Musik
und Kunsttherapie in Österreich. Sie lehrt Gregoria-
nik, Sufi-Gesang und Meditation. Veröffentlichung
mehrerer CDs, Soloauftritte und Konzerte mit dem
Ensemble SHEN.

Anschrift: Am Baumfeld 14,
               D - 97616 Bad Neustadt a.d.Saale
               Tel 0049 (0) 9771-6316193
               Fax 0049 (0) 9771-6316195
               Email: alev-kowalzik@gmx.de
               Homepage: www.alev-kowalzik.de

Anna Platsch
ist freie Autorin und Leiterin zahlreicher Seminare
und Schreibwerkstätten. Sie hat den Übungsweg
Schreiben als Weg entwickelt und engagiert sich für
eine lebensnahe, offene und Herz-gebundene Spiritualität als *eine* Antwort auf unsere globalen Fragen.
Schreiben ist für sie Friedensarbeit. Ihre letzten Bücher sind „Offenes Siegel – meine Reise zu Sufis und
Muslimen" und „Schreiben als Weg".

Anschrift: Föhrenstr. 35
               D-83125 Eggstätt
               Tel 0049 (0)8056-901797
               Fax 0049 (0)8056-901798
               Email: annaplatsch@gmx.de
               Homepage: www.annaplatsch.de

Dr. med. Klaus-Dieter Platsch
Arzt für Innere und Chinesische Medizin, Psychotherapeut, Dozent der Deutschen Ärztegesellschaft für Akupunktur, Leiter des Instituts für Integrale Medizin und der Tagungsreihe „Medizin und Spiritualität". Vorträge und Buchveröffentlichungen, u.a. „Was heilt – vom Menschsein in der Medizin" und „Das heilende Feld – Was Sie selbst für Ihre Heilung tun können" Er ist verheiratet und hat drei erwachsene Kinder.

Anschrift: Föhrenstr. 35
               D-83125 Eggstätt
               Tel 0049 (0)8056-901797
               Fax 0049 (0)8056-901798
               Email: info@integrale-medizin.net
               Homepage: www.drplatsch.de

Mag. Alexander Radinger
hat zuerst Betriebswirtschaft studiert und gerade sein Medizinstudium in Wien beendet. Er ist Initiator und Leiter des Vereins *Einherz*, einer Initiative von Wiener MedizinstudentInnen, die sich für Spiritualität, Ganzheitlichkeit und mehr Menschlichkeit in der Medizin einsetzen. Neben der Ausrichtung von Symposien zu diesem Thema an der medizinischen Fakultät Wien und dem Engagement für *Einherz* schlägt sein Herz für Clowning als eine Möglichkeit, den kranken Menschen mit Humor auf einem heilsamen Weg zu begleiten.

Anschrift: Hauptstraße 37/9
               A-2340 Mödling
               Email: alexander@einherz.at
               Homepage: www.einherz.at

Die bisherigen Tagungsbände sind über den Buchhandel erhältlich:

Medizin und Spiritualität – ein Geschmack vom Heilen
Books on Demand, 2002, ISBN 3-8330-0115-1

Tod und Sterben – ein Geschmack der Ewigkeit
Books on Demand, 2003, ISBN 3-00-012757-7

Bewusstsein und Transformation – ein Geschmack vom Ganzen
Books on Demand, 2005, ISBN 3-8334-2600-4

Integration von Spiritualität – ein Geschmack im medizinischen Alltag
Books on Demand, 2007, ISBN 9-783833-495915

Alle Beiträge dieses Buches gibt es auch als **Audiokassetten**:

Sonnenweb – Holger Sonntag
Louis Schlutter Str. 18a
07545 Gera/Thüringen

Tel. +49.365.21475531
Fax. +49.365.21475532

Email: hs@sonnenweb.com
Homepage: www.sonnenweb.com

Ankündigung der

7. Tagung Medizin und Spiritualität

Termin vom 9.-11. März 2012

Da bei Drucklegung das Tagungsthema noch nicht
feststand, entnehmen Sie bitte das Thema und alle
weiteren Einzelheiten den Informationen des

Instituts für Integrale Medizin, Traunsteiner Str. 11,
D-83093 Bad Endorf,

und der Website
www.drplatsch.de